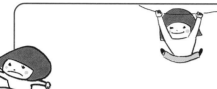

子どもの こころを育むケア

児童・思春期精神科看護の技

編著 船越明子

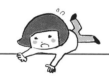

精神看護出版

執筆者一覧

編著者

船越明子 ふなこし あきこ　神戸市看護大学看護学部 教授

　本文　子どものこころのケアとは何か・本書の構成・第1部・第2部・
　　　　　第3部・おわりに

執筆者 ＊掲載順

遠山 梓 とおやま あずさ　東京都立小児総合医療センター 精神看護専門看護師

　事例　思春期の看護の醍醐味―子どもの力を探索する

鈴木千穂 すずき ちほ　長野県立こころの医療センター駒ヶ根 看護師

　事例　チームで支えあい，患児とともに成長する組織へ

倉田みゆき くらた みゆき　三重県立子ども心身発達医療センター 看護部長

　コラム　病棟師長としての経験から―子どもにとっても看護師にとっても安全な場を

大橋冴理 おおはし さえり　訪問看護ステーションアユース 精神看護専門看護師

　事例　児童への看護―「問題行動」のとらえ方とその対応から

田中 究 たなか きわむ　兵庫県立ひょうごこころの医療センター 院長

　コラム　精神科医の視点から―長期にわたって子どもの成長を見守る視点を

岡部英子 おかべ えいこ　地方独立行政法人大阪府立病院機構
　　　　　　　　　　　　　　　大阪精神医療センター 副看護師長／精神看護専門看護師

　事例　外来相談支援のなかでの患者・家族支援

城定佳子 じょうじょう けいこ　東京都立小児総合医療センター 保育士

　コラム　保育士の立場から―遊びを通じた子どものこころの支援

名嘉信義 なか のぶよし　訪問看護ステーションルーナ 看護師

　事例　「対話」の場を創造していく―児童・思春期を対象として訪問看護経験から

生駒英樹 いこま ひでき　三重県立子ども心身発達医療センター 作業療法士

　コラム　作業療法士の観点から―2つの「みるめ」の相乗効果として

目　次

子どものこころを育むケア
児童・思春期精神科看護の技

＊□は看護ケア，◉はそれ以外の解説となります。

子どものこころのケアとは何か

熟練看護師の技に焦点をあてて

　看護は，正解が1つじゃないもんだし，それは教科書に書いてあることでもないだろうし。これがよい看護だったのかどうかというのも，自分のなんとなくな感覚でしかない。たとえ，退院で患者さんを見送ってても，「よい看護だった」とは思えないことがあります。だから，自分がやってることが正解なのかどうなのかもよくわからない感じになっちゃいます。「あ，こういうことやってたらよい看護だな」っていうイメージがつけられないのです。たぶん，いまやってること自体が，正解なのか不正解なのかもよくわからずにきたからかもしれないです（児童・思春期精神科看護に従事する看護師の語りから）。

　看護とは何か。何をすべきなのか。本書の目的は，児童・思春期精神科看護の熟練の技を，言葉にして描き出すことにある。それは，ちょうど20年前の私自身に対して，1つの答えを示そうとしているのかもしれない。

　卒業後，東京都立梅ヶ丘病院に看護師として勤務することとなった。なんといっても子ども好きだった私は，大学時代は小児看護ゼミに所属しており，小児の専門病院に就職したいと考えていた。都立病院の採用試験のときに，子どもを治療対象としている病院をすべて配属希望先として記入して提出した。当時，東京都は，都立清瀬小児病院，都立八王子小児病院，都立梅ヶ丘病院の3つの小児専門病院を有していた。そのなかで，都立梅ヶ丘病院は，日本では数少ない小児を対象とした精神科病院であった。

　子どもの精神科には，どんな患者がいて，看護師は何をしているのか？そこは，とても特殊な世界だった。私たち新人看護師には，ナース服ではなく，ジャージが支給された。採血や点滴をする機会はほとんどなかった。入院児が，遊んでいてケガをしたときは，地域の外科や皮膚科の診療所に連れていく。同期の新人看護師は10名くらいいて，なかには小児の

7

精神科を経験するために，わざわざ地方から東京のこの病院に就職しに来たという人もいたが，みんな自分たちがしていることが看護なのか，これでは看護技術を身につけられないのではないか，と不安や疑問を感じていた。入院してくる子どもたちは，自閉症スペクトラム障害，注意・欠如多動性障害（ADHD），統合失調症などの病気を抱えていた。私たちは，これらの病気について，医学書から多くのことを学ぶことができた。

しかし，こころの病いを抱えた子どもたちへの"看護"について，系統的に書かれたものは見あたらなかった。私たちのやっていることは，看護の世界でまったく知られていない。看護師として病棟で勤務している身でありながら，看護の世界と隔たりを感じずにはいられなかった。

「職員さん」と子どもたちは私を呼んだ。私だけでなく，保育士のことも，心理士のことも同じように「職員さん」と呼んでいた。一方で，受け持ちの子どもは，関係性ができてくると，「船越さん」と名前で呼んでくれるようになった。はじめて受け持った小学4年生の亮君には，ADHDと行為障害の診断がついていた。生まれてすぐに両親が離婚し，母親が1人で子育てを担ってきたが，その母親からの虐待も疑われていた。亮君は照れ屋で人懐っこい子で，ふざけて病棟のみんなを笑わせていた。病棟では大きな問題もないのだが，外泊すると母親とケンカになり，身体にアザをつくって戻ってくる。私は，お母さんに自分の気持ちを言葉で伝えられるようになるために，亮君と交換日記を始めた。

また，準夜勤の仕事が一段落した後に，お母さんと電話で話をし，お母さんの思いを理解しようと努めた。亮君がいよいよ退院するとき，ケースワーカーと一緒に，退院後に通う地元校の先生と面談し，亮君が学校で問題行動を起こさないでいられるための工夫を伝えた。亮君の自宅にも行き，お母さんと距離をとれるような家庭での空間のあり方を，亮君とお母さんと3人で話しあった。亮君は，きっといまでは30歳すぎの大人になっていることであろう。児童・思春期精神科病棟ではすばらしい子どもたちとその家族との出会いがあり，私はこころの病いを抱えて入院してくる子どもとその家族から非常に多くのことを学んだ。

　ところで，私がしてきたことの，どこがどのように看護だったのだろうか？　児童・思春期精神科看護とはなんなのかを求めて，私は大学院に進学した。そして，修了後の10年間をかけて，このテーマを探求してきた。本書は，私が10年間をかけて児童・思春期精神科看護とは何かを追い求めてきた集大成である。

　2010（平成22）年に都立梅ヶ丘病院は，ほかの2つの小児専門病院とともに，都立小児総合医療センターとして統合された。子どものこころの健康を取り巻く社会的な状況もずいぶんと変化してきた。いまや，全国に20を超える児童・思春期精神科病棟がある。小児を対象とした精神科は，もはや特殊な世界ではなく，看護師の誰もが知っておいたほうがよい専門分野の1つといえる。

　本書は，臨床家へのインタビュー調査をもとに，児童・思春期精神科看護とは何かを描き出していく。特に，熟練看護師の技に焦点をあてている。彼らが行っていたのは，"子どものこころを育むケア"だったのだ。私は，2009（平成21）年に大学の教員となって以降，児童・思春期精神科病棟に勤務している看護師や病棟師長へのインタビューを継続して実施してきた。看護師だけでなく，医師，保育士，心理士などの他職種にも話を聞きに行った。日本のあちこちの児童・思春期精神科病棟を見学し，そこで働く人たちから話を聞くことで，私は大学に所属しながら臨床現場のリアリティに触れることができたと思っている。さらに，よりよい実践を追い求めて，イ

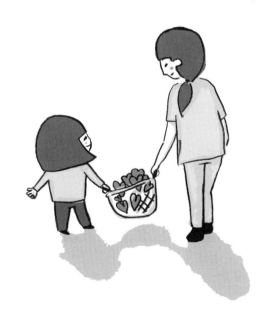

ギリスの児童・思春期精神科の医療チームを訪れてインタビュー調査も行った。これまでに行ったインタビュー調査は優に50回を超える。

　本書では，これらの調査で語られた児童・思春期精神科に携わる臨床家たち，とりわけ看護師たちの生の声によって，熟練看護師のもつ技を体系的に説明していく。児童・思春期精神科病棟を舞台としてはいるが，広くこころのケアを学ぶ人を読者として想定している。成人を対象とした精神科病棟や身体の治療を行う小児病棟に勤務する看護師も，子どものこころのケアを知ることは，いまや必須といえる。また，ここで語られる看護の技は，訪問看護や外来看護などの地域ケアにも十分活かされるものである。さらに，看護師だけでなく，保健所，児童相談所，養護施設，特別支援学校などで精神的な課題を抱えた子どもに遭遇するさまざまな専門職にとっても，日々の子どもとのかかわりに何かしらのヒントを提供できるだろう。

★

　こころのケアは目に見えない。しかし，その第一線にいる熟練者たちは，ケアの本質とノウハウを知っていて，日々実践している。私は，普段は見えないそうした熟練者の技を，彼ら自身の言葉でもって，浮かび上がらせたいと思った。児童・思春期精神科看護の熟練者たちが行っている“子どものこころを育むケア”とはいったいどのようなものなのだろうか。専門書を読むときのように，身構える必要はない。ただ，熟練看護師の言葉に耳を傾けて，語られた情景を思い浮かべてほしい。目には見えないこころのケアが見えてはこないだろうか。子どものこころのケアは社会的な関心が非常に強いにもかかわらず，その歴史はまだまだ浅い。児童・思春期精神科看護の熟練者の技を可視化して系統的に示すことは，ケアを提供している支援者に対して，目の前にいる子どもに，いままさに何ができるかを示唆するものと考えている。

　本書を精神的な課題を抱えた子どもに対して，よりよいケアを模索する臨床家たちの，日々の実践に役立つものにしたいと思っている。私は，1人の大人として，どんな子どもであっても自分の能力を発揮して，生きることを楽しむことができる社会をめざしたい。そんな子どもたちがキラキラ輝く社会を実現するために，本書が何かしらの貢献ができることを心か

ら願っている。

支援体制と看護の課題

　近年，国内外で子どものメンタルヘルスへの関心が高まっている。子どものメンタルヘルスは，いじめ，不登校，虐待，自殺，少年犯罪などと密接に関係していることから，対策を講じるべき喫緊の社会的課題である。世界的な疫学調査は，子どもの10〜20%が精神的な問題を抱えていること[1]，精神疾患患者の50%が思春期に発病していること[2]を報告している。精神疾患にいたる問題の多くは，児童または思春期に発生しており，早期に適切な介入がなされるかどうかが，成人してからのメンタルヘルス，ウェルビーイング，生産性に影響する[3]。また，アメリカでは，思春期の精神疾患患者の50%がアルコールや違法な薬物の問題をもっていると報告されている[4]。

　わが国においても，子どものこころの健康は重要な課題となっている。厚生労働省が2017（平成29）年に実施した患者調査では，精神疾患の治療のために医療機関を受診した20歳未満の患者は20万3千人を超えており，10年前の約1.4倍になっている[5]。また，自殺者数全体が減少傾向にあるにもかかわらず，子どもの自殺者数は微増している。2018（平成30）年の人口動態調査によると，自殺は，15〜19歳の死因の第1位，10〜14歳の第2位となっている[6]。

　そこで，こころの問題をもつ子どもとその家族が，専門的なケアを早い段階から身近な地域で受けられる体制づくりが急ピッチで進められている。2011（平成23）年度から「子どもの心の診療ネットワーク事業」として，都道府県における拠点病院を中心に，医療機関や保健福祉関係機関と連携した支援体制の構築がはかられている。2018（平成30）年5月現在で，19都道府県に26の拠点病院・機関がある。また，2012（平成24）年度診療報酬改定では，特定入院料である児童・思春期精神科入院医療管理料が新設され，小児病院，精神科病院のいずれであっても，子どもの精神科入院医療が診療報酬上適切に評価されるようになった。

　このような状況を受けて，児童または思春期の子どものこころを対象と

表1　児童・思春期精神科看護におけるケア領域と定義

ケアの領域	定義
子どもへの個別のかかわり	子どもとの一対一のコミュニケーションをとおして，信頼関係を構築し，子どもの成長・発達を促す個別的なかかわりをする。
暴力・暴言への対応	暴力・暴言を防ぐためにルールを設定し，暴力・暴言が発生した場合は，タイムリーに介入をする。介入後は子どもと一緒に行動の振り返りを行う。
子どもを知る	疾患，年齢，成育歴などのカルテ情報，ほかのスタッフの意見，自分が感じた手がかりについて考えながら，子どもとかかわることで子どもの言動の背景にあるものを知る。
外泊・就学への支援	入院中の院内学校（学級）への通学を支援するとともに，退院後に通う地元校にスムーズに登校できるよう準備する。
家族への支援	家族が思いを表出できるよう配慮し，家族の不安などの気持ちを聞き，受けとめる。また，家族の抱えている問題を見極め，子どもへの接し方などを助言する。
集団へのかかわり	集団としての子どもを対象に，遊んだり作業をするとき，ファシリテーターとしての役割を担う。全体を見ながらも注意が必要な子どもに意識して目を向ける。
医療チームの一員としてのかかわり	多職種チームおよび看護チームの一員として情報の共有に努めることで，子どもを幅広い視点で理解する。ほかの職種と連携するときは，職種の特性・役割を踏まえたうえで，それぞれの専門性が発揮できるよう調整する。

した専門病棟またはユニットが次々と新規に開設され，入院治療を受ける子どもは増加している。私が全国児童青年精神科医療施設協議会に所属する病院を対象に行った調査[7]では，児童・思春期精神科の専門病棟またはユニットを有していた施設は，2010年は18施設だったが2014年には30施設であった。児童・思春期精神科病棟への入院治療の対象となるのは，外来では治療効果が出ない場合，症状や状況が急激に悪化した場合，家庭内暴力がある場合，ひきこもりや長期の不登校がある場合などである。気分障害，統合失調症，発達障害圏，強迫性障害など入院の適応となる疾患の種類は多岐にわたる[8]。入院期間は，数日から数年と幅があるが，平均11か月とする報告がある[9]。

　児童・思春期精神科や小児心療内科などの子どものこころの診療を行う

表2　ケア領域別でみた児童・思春期精神科病棟に勤務する看護師が感じる
疑問・困難

ケア領域	看護師が疑問・困難を感じることトップ3
子どもへの個別の かかわり	・子どもとの関係性の築き方・保ち方 ・子どもとのコミュニケーション ・公平に子どもと接すること
暴力・暴言への対応	・看護師が心理的な負担を感じる ・看護師自身の感情のコントロール ・注意や指導が子どもに理解されない
子どもを知る	・子どもの問題のアセスメント ・看護過程のプロセスを適切に実施すること ・子どもの精神科看護における知識や経験の不足
外泊・就学への支援	・家族や学校の受け入れがよくない ・外泊によって子ども生活リズムや精神状態が乱れる ・希望や現実との相違 ・親子間での意見の相違に悩む
家族への支援	・家族が精神面で問題を抱えている ・家族機能や養育状況に問題がある ・家族への介入の必要性，方法，程度の判断
集団へのかかわり	・グループダイナミクスが生じることで対応が難しくなる ・子どもの個性が1人1人異なるため集団として働きかけにくい ・集団のなかで1人1人に目を配ることが難しい
医療チームの一員 としてのかかわり	・医療者間で共通した認識をもち統一した対応をすること ・チーム活動を行ううえで必要な技能，力量 ・医療者間のコミュニケーション

病院の増加に伴い，看護師が子どものこころのケアを行う機会が増えていることは間違いない。児童・思春期精神科病棟での入院治療においては，看護師は子どもの生活全般にかかわり，きわめて重要な役割を担っている。児童・思春期精神科病棟へ入院中の子どもに対して，看護師が行うケアとして，「子どもへの個別のかかわり」「暴力・暴言への対応」「子どもを知る」「外泊・就学への支援」「家族への支援」「集団へのかかわり」「医療チームの一員としてのかかわり」の7つの領域がある（表1）[10]。

　これらは，子どもへのケアのみならず，他職種との連携や親への対応など多岐にわたっている。しかし，子どものこころのケアに携わる看護師

は，自らの看護実践に対して不安や疑問を抱えている。私たちが，児童・思春期精神科病棟に勤務している看護師を対象に，日頃の看護実践のなかで感じる困難や疑問を7つのケア領域ごとに自由に書いてもらったところ，表2のような結果が得られた[11]。

　表2は，回答が多かった内容のトップ3を示している。この調査には，児童または思春期を対象とした専門病棟を有する14病院，249名の看護師が協力した。なぜ，児童・思春期精神科病棟に勤務する看護師が，自らの看護実践に不安や疑問を抱きながら子どものこころのケアを行わなければならない状況が生じているのか。第1の理由は，看護師を養成する教育課程で児童・思春期の精神科看護はほとんど取り上げられていないことである。医学領域では，一般の小児科医・精神科医の子どものこころの診療能力を高めるためのテキストの作成や，医学部卒前教育および卒後臨床研修において，子どものこころについての基本的知識，態度，技能の習得のための方策が検討されている[12, 13]。

　一方で，看護師養成課程における子どものこころに関する教育は，基礎的な知識を教授するにとどまり，看護の実践的内容は十分に実施されていないのが現状である[14, 15]。そのため，児童精神科に配属された新人看護師は，その看護の特殊性に衝撃を受けることになる[16]。第2の理由は，専門性が高く，他の診療科での看護経験が活かされにくいことである。一般の小児病棟や成人の精神科病棟での経験が，児童・思春期精神科看護の実践に，そのまま活かされるわけではないのである[17]。第3の理由として，看護実践に対するエビデンスが整理されておらず，配属後に自ら学ぶことが難しいこともあげられる。

　この点に対して，私は強い問題意識をもっており，まずは初学者が基本的な事項を自ら学び，看護を実践するときの指針として，「児童・思春期精神科病棟における看護ガイドライン」[18]（http://capsychnurs.jp/gl/）を2013（平成25）年に開発し，WEB上に公開している。2014年にガイドラインの活用状況を調査したところ，29病院31の児童・思春期精神科病棟に勤務する看護師589人のうち，227名（46.0%）がガイドラインの存在を知っており，そのうち，75.6%が役に立ったと回答した[19]。多くいただいたガイドラインへの意見を見てみると，児童・思春期精神科看護をはじめて

学ぶときや困難や疑問を感じたときに活用しているようだ。一方で，より具体的な援助方法や豊富な事例を求める意見も多くあった。看護の実践能力を向上させるためには，看護師の経験に応じた教育的な取り組みが必要である。そこで，次に私は，児童・思春期精神科看護における看護実践能力の到達目標を段階的に示したコンピテンシーモデルの開発に取り組んだ。

このコンピテンシーモデル[20]は，2018（平成30）年3月に完成し，ガイドラインと同様WEB上で公開している（http://capsychnurs.jp/competency/）。コンピテンシーとは，ある職務や状況において，高い成果・業績を生み出すための特徴的な行動特性のことであり，それを段階的にモデル化したものをコンピテンシーモデルという。児童・思春期精神科看護のコンピテンシーモデルでは，看護師の経験年数に応じた4段階の到達目標が示されている。

児童・思春期精神科病棟での看護経験が概ね1年目の初学者にとっては，目標達成に先述したガイドラインが有用であろう。しかし，ある程度経験を積んだ看護師を対象とした，より具体的で臨床例に則した発展的・応用的な資料の充実が求められている。当初，本書を執筆したいと考えた背景には，私自身のこのような問題意識がある。初学者を卒業した看護師が，児童・思春期精神科看護を深めていこうとしたときにこそ，本書が役に立つと思っている。これまでの子どもとのかかわりを振り返りながら，ここで語られる熟練看護師の技を追体験することで，児童・思春期精神科看護の奥深さに触れ，自分がなすべきことが見出されると信じている。

〈引用・参考文献〉
1) Kieling C, Baker-Henningham H, Belfer M, Conti G, Ertem I, Omigbodun O, et al：A Childand adolescent mental health worldwide: evidencefor action. Lancet, 378（9801），p.1515-1525, 2011.
2) Belfer ML：Child and adolescent mentaldisorders: the magnitude of the problem acrossthe globe. Journal of Child Psychology andPsychiatry, 49(3), p.226-236, 2008. http://dx.doi.org/10.1111/j.1469-7610.2007.01855.x
3) 前掲書1）

4）Conway KP, Swendsen J, Husky MM, He JP,Merikangas KR：Association of Lifetime MentalDisorders and Subsequent Alcohol and Illicit DrugUse: Results From the National ComorbiditySurvey-Adolescent Supplement. Journal of theAmerican Academy of Child & AdolescentPsychiatry, 55(4), p.280-288, 2016. http://dx.doi.org/10.1016/j.jaac.2016.01.006

5）厚生労働省：平成29年（2017）患者調査の概況 https://www.mhlw.go.jp/toukei/saikin/hw/kanja/17/index.html

6）厚生労働省：平成30年人口動態統計（概数）の概況 死因順位（1〜5位）別死亡数・死亡率（人口10万対），性・年齢（5歳階級）別 https://www.mhlw.go.jp/toukei/saikin/hw/jinkou/geppo/nengai18/dl/h7.pdf

7）平成26年度岡三加藤文化振興財団研究助成報告書：児童・思春期精神科病棟における看護師の実践能力に関する実態調査. http://capsychnurs.jp/wp-content/uploads/2015/02/150210.pdf

8）菊池祐子，市川宏伸：児童精神科における入院治療，精神科治療学，23（増刊号），p.45-49, 2008.

9）Setoya Y, Saito K, Kasahara M, et al：. Evaluatingoutcomes of the child and adolescent psychiatricunit: A prospective study. International Journal ofMental Health Systems, 31, p.5-7, 2011.

10）船越明子，田中敦子，服部希恵他：児童・思春期精神科病棟におけるケア内容―看護師へのインタビュー調査から―. 日本看護学会論文集 小児看護, 41, p.191-194, 2010.

11）船越明子：児童・思春期精神科の看護 ここが大変！ を整理してみました. 精神看護, 16（4）, p.57-64, 2013.

12）小柳憲司：小児心身・精神領域における卒前教育の実態調査報告（第113回日本小児科学会 分野別シンポジウム 子どものこころの診療医人材育成に関する新しい取り組み:とくに卒前・卒後「医師のたまご世代」への教育促進に向けて），日本小児科学雑誌, 117（3）, p.682-687, 2013.

13）山内俊雄：子どもの心の診療の現状と問題点―全国大学医学部・医科大学における教育・診療の実態調査から―，精神神経学雑誌，111（2）,p.174-187, 2009.

14）Akiko Funakoshi, Aki Tsunoda, Yuki Hada：Training of children and adolescents' mentalhealth nursing for nursing students in Japan. Journal of Nursing Education and Practice, 7（9）, p.34-41, 2017.

15）船越明子，羽田有紀，角田秋：看護教育研究看護師養成課程における子どもの心に関する教育の実態調査. 看護教育, 57（4）, p.282-287, 2016.

16）細川緑：新人看護師が児童精神科に入院したこどもを看護する体験が意味すること. 神奈川県立保健福祉大学実践教育センター看護教育研究集録, 36,

p.162-169, 2010.

17）船越明子，土田幸子，土谷朋子，服部希恵，宮本有紀，郷良淳子，田中敦子，アリマ美乃里：児童・思春期精神科病棟に勤務する看護師の看護実践の卓越性と看護経験．日本看護科学学会誌, 34（1）, p.11-18, 2014.

18）船越明子監修：児童・思春期精神科病棟における看護ガイドライン　児童・思春期精神科病棟の看護　基本のQ&A. http://capsychnurs.jp/gl/

19）前掲書7）

20）船越明子，角田秋，羽田有紀：児童・思春期精神科病棟における看護実践向上のためのコンピテンシーモデル〜看護師に求められる能力〜. http://capsychnurs.jp/competency/

本書の構成

看護の語り手たち

　本書は，いくつかの研究の成果をまとめたものである。まず，中心となる研究「児童・思春期精神科看護におけるケア内容および看護技術の明確化に関する研究」（JSPS科研費20890190）について概要を説明したい。子どものこころを育むケアの理論は，この研究から導き出されたものである。この研究の目的は，児童・思春期精神科病棟へ入院中の子どもに対して，熟練看護師が行う看護ケアの内容および看護技術を明らかにし，具体的かつ系統的に記述することであった。児童・思春期精神科病棟に勤務する看護師18名に対して，1対1のインタビューを行った。

　研究対象者18名が，いわば本書の登場人物である。彼らは，児童・思春期精神科病棟に3年以上勤務した経験があり，かつ，所属する病院の看護責任者から当該領域の熟練者として私たちに紹介された者である。対象者の年齢は，28歳から48歳までの幅があり，平均すると34.8歳で，3名が男性であった。現職での役割として，副師長3名，係長1名，主任1名が肩書をもっていたが，ほかはいわゆるスタッフナースであった。看護師としての通算経験年数は，平均14.3年（SD=6.1,範囲：6-25）で，そのうち，児童・思春期精神科病棟での勤務年数は，平均8.4年（SD=4.9,範囲：3-23）であった。成人を対象とした精神科病棟での勤務経験を有する者は5名，一般の小児科病棟での勤務経験を有する者は3名，そのうち1名は両方の経験を有していた。看護における最終学歴は，大学院1名，大学2名，短大2名で，残りは専門学校であった。彼らのうち2名は，保育士資格も有していた。また，12名が配偶者を有しており，そのうち7名は子育ての経験があった。

　インタビューでは，「児童・思春期精神科病棟での看護」をテーマに，「とてもよいケアができたと思う看護」と「ケアが難しかったと思う看護」について，最近の場面を想起してもらい，よいケアを可能にする要因やケアを困難にする要因について話してもらった。また，児童・思春期精神

科病棟での看護の専門性について，ほかの領域の看護と比較して，特に大切なことは何か質問した。インタビューの内容は対象者の許可を得て録音し，逐語録を作成した。インタビュー時間は61〜117分で，平均83.9分（SD=16.4）であった。逐語禄をもとに，Grounded Theory Approach[1] における継続的比較分析法[2] という方法を用いて，児童・思春期精神科看護の技の理論化を行った。こうして，"子どものこころを育むケア"の理論が生まれたのである。この研究については，すでに学術論文[3, 4] として公表されているので，興味のある方はご参照されたい。

　また，"子どものこころを育むケア"の理解を助けるために，医師や保育士など看護師と連携して働く他職種とイギリスの子どものメンタルヘルスサービス（CAMHS：Child and Adolescent Mental Health Services）で働くスタッフへのインタビュー調査の内容[5] も紹介する（p.142）。

　本書は，児童・思春期の精神科看護について，実際にインタビューで語られた言葉をもとに説明している。語りの引用にあたっては，個人が特定されないように配慮した。文脈を損なわない範囲で，一部改変しているものもある。また，特定の事例の展開について，その全体は明らかにしていない。

　なお，本書では，主に児童期から思春期にある子どもをケアの対象として想定しているが，子どもの年齢や疾患ごとに細かく分けてケアを論じることはしていない。子どもが罹患している疾患としては，自閉症スペクトラム障害，注意欠如・多動性障害，強迫性障害，抑うつ障害，統合失調症などを広く想定している。インタビュー調査のなかでは，まったく発語がない自閉症のケースや思春期のうつ病のケースについてもお話をうかがった。年齢や疾患に左右されるのではなく，子ども1人1人を個別にとらえることこそがケアにとってもっとも重要な視点であるという研究班の強い思いが込められているものと理解していただきたい。

入院したことの意味

　子どもは日々成長している。こころに傷を負い，大人を振り回してきた子どもたちも，その毎日の生活のなかで多くのことを学んでいる。それ

は，入院生活においても同じである。児童・思春期精神科病棟での入院生活は，忘れ去ってしまいたいような人生の汚点では決してない。多くのことを学んだかけがえのない彼らの人生の一幕なのだ。入院生活をともにした看護師は，そのことを誰よりも理解している。児童・思春期精神科看護歴25年のベテラン師長さんは，退院後に自分を訪ねてくれた子どもたちのことを話してくれた。

> 病棟であった出会いは大事にしてほしい，と子どもたちには話しているんです。ここでの学びはすごくて，私たちはいつでもあなたたちを待っているよって。そしたら，退院後の外来受診のときに，話をしに来てくれることが本当にあるんです。「来たよ」っていう感じで。この前もあったのですが，外来にいたら，退院して2年くらい経ったお母さんと子どもが，「この病院の人たちに出会えてすごくよかったです」って話しかけてくれたんです。こういうことがあると，子どものなかでもここでの入院期間での出会いがすごくよかったんだって思うんです。いままで，本人も家族も大変な思いをして入院した子たちばっかりじゃないですか。そのときに，その大変さをわかってもらえた，一緒にそれを乗り越えていったということが重要なのかなって思うんです。特に症状が重たかったケースは，「私たち，一緒に戦ったよね」「あのときはしんどかったなぁ」ってよく思いますね。「戦友」みたいな感じですかね。子どもたちも，自分ががんばった時期，支えてくれた人のことをよくわかってるんだと思うんです。

　子どもたちは，看護師との生活のなかで多くのことを学び，成長していく。インタビューに応えてくれた看護師は，子どもたちの成長を信じ，子どもたちは自分で道を切り開いていく力を秘めていると考えていた。看護師のケアは，精神的な困難を抱える子どもたちのこころを育むものである。

　このように本書では，子どものこころを育むケアについて，熟練看護師の語りを用いて描いていく。ここで描かれることこそが，児童・思春期精神科看護の経験的知識であり，磨かれた技なのである。

　そして，子どものこころを育むケアは，「本質的な問題に取り組む」と，「治療的な信頼関係を構築する」ことの2つに大別される。子どもの本質的

表1　本質的な問題に取り組むための3つのプロセス

①問題行動に対処する	ルールをつくる／定時の内服を支援する 生活技能の向上を支援する 問題行動が起こりそうな状況を予測して備える 問題行動に介入する 子どもと一緒に振り返る／介入方法を評価する
②言動の奥にある 　本質的な問題を把握する	子どもの強みを知る 子どもの言動の背景にある意味を考える 自分とのかかわりのなかで子どもを知っていく 情報を統合し本質を見極める
③言動の奥にある 　本質的な問題に踏み込む	入院目標を再設定する 子どもの気持ちを受け入れる 気持ちの言語化を助ける 肯定的なフィードバックをする 子どもを本気にさせる

な問題に取り組むためには，治療的な信頼関係が不可欠であり，その関係は子どもの問題に取り組む過程で構築される。

本質的な問題に取り組む

　児童・思春期精神科病棟に入院中の子どもが抱える問題の解決に向けて，熟練看護師は，3つの段階的なプロセスでケアを行っていた（表1）。まず，表出されている子どもの問題行動に対処した。次に，言動の奥に隠れている本質的な問題を把握し，最後にその本質的な問題に踏み込んだ。このプロセスは，子どもと看護師の関係性による影響を受けていた。つまり，子どもの本質的な問題に取り組むためには，子どもと治療的な信頼関係を構築していく必要があった。

治療的な信頼関係を構築する

　子どもの本質的な問題に取り組むためには，子どもと良好な関係性を構築することが不可欠となる。関係性の構築そのものが，子どものこころを育むケアなのである。患者―看護師関係は，どのような看護の領域におい

表2　治療的な信頼関係構築の４つのプロセス

①特定の子どもの アタッチメント対象と なる	特別な存在になる 味方になる 親代わりにならない
②特定の子どもと アタッチメントを 形成する	子どもに愛情を注ぐ 一対一でじっくりかかわる 常に観察する アタッチメントの形成をアセスメントする 子どもと一緒に課題に取り組む 自分らしい看護をする
③アタッチメント対象を 拡大させる	ほかのスタッフを巻き込む チームで同じ対応をする ほかのスタッフの助けで課題を解決させる 子どもに肯定的な感情を抱く
④アタッチメント対象に なる準備をする	子どもを見守る 楽しい雰囲気をつくる 子どもと一緒に遊ぶ そばに付き添う

ても重要である。しかし，患者が子どもの場合，大人である看護師との関係性は，かなり特殊である。特に，児童・思春期精神科病棟に入院する子どもは，愛着（アタッチメント）の形成や表現が適切でない場合や大人に対する不信や憎悪を感じている場合も珍しくない。そこで，看護師は，子どもである患者との間で良好なアタッチメントを発展させることが求められる。

　治療的な信頼関係を構築するプロセスは，4つの段階に分けられる（表2）。まず，看護師が特定の子どものアタッチメントの対象となり，次にアタッチメントを形成する。そして，そのアタッチメントをほかのスタッフへと拡大させる。最後に，普段から子どものアタッチメント対象を引き受けられるように準備しておく。治療的な信頼関係を構築するために，看護師は，子どもに対する自分の愛着の深まりと，子どもとの心的距離との間で適当なバランスをとる必要があった（図1）。

〈引用・参考文献〉
1) Glaser B, Strauss A：The Discovery of Grounded Theory:Strategies for

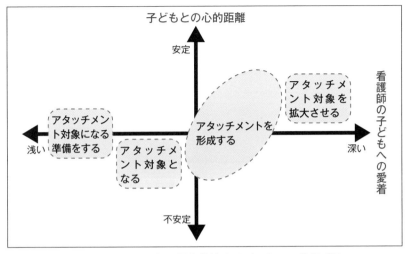

図1　治療的な信頼関係を構築するプロセスの位置づけ

qualitative research. Aldine de Gruyter, p.2-6, 1967.

2) Strauss A, Corbin J：Basics of Qualitative Research: Techniques and Procedures for Developing Grounded Theory（2 nded）. Sage Publications, p.67, 1999.

3) Funakoshi A, Tanaka A, Hattori K, Arima M, Tanaka H: Process of Building Patient-Nurse Relationships in Child and Adolescent Psychiatric Inpatient Care. The 9 th International Conference of the Global Network of WHO Collaborating Centres for Nursing and Midwifery, 2012, Kobe, Japan.

4) 船越明子, 田中敦子, 服部希恵, アリマ美乃里, 田中洋美：児童・思春期精神科病棟における熟練看護師の看護ケア―子どもが抱える問題の解決に向けた看護介入―. 看護研究, 46（5）, p.504-517, 2013.

5) 船越明子, 土谷朋子, 田中敦子, 服部希恵, 宮本有紀, 郷良淳子, 土田幸子, アリマ美乃里：児童・思春期精神科病棟における院内多職種連携の構造. 第33回日本看護科学学会学術集会講演集, 33（suppl）, p.360, 2013.

子どものこころのケアと看護をテーマにしたホームページ（http://capsychnurs.jp/）に本書に関連した資料を掲載しています。

第1部

本質的な問題に取り組むための3つのプロセス

①問題行動に対処する

- ☐ ルールをつくる
- ☐ 定時の内服を支援する
- ☐ 生活技能の向上を支援する
- ☐ 問題行動が起こりそうな状況を予測して備える
- ☐ 問題行動に介入する
- ☐ 子どもと一緒に振り返る
- ☐ 介入方法を評価する

②言動の奥にある本質的な問題を把握する

- ☐ 子どもの強みを知る
- ☐ 子どもの言動の背景にある意味を考える
- ☐ 自分とのかかわりのなかで子どもを知っていく
- ☐ 情報を統合し本質を見極める

③言動の奥にある本質的な問題に踏み込む

- ☐ 入院目標を再設定する
- ☐ 子どもの気持ちを受け入れる
- ☐ 気持ちの言語化を助ける
- ☐ 肯定的なフィードバックをする
- ☐ 子どもを本気にさせる

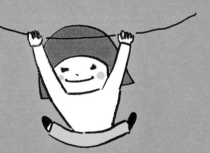

①問題行動に対処する

- □ ルールをつくる
- □ 定時の内服を支援する
- □ 生活技能の向上を支援する
- □ 問題行動が起こりそうな状況を予測して備える
- □ 問題行動に介入する
- □ 子どもと一緒に振り返る
- □ 介入方法を評価する

　児童・思春期精神科病棟で，入院治療を行う子どもは，家庭でなんらか
の問題行動を起こし，入院にいたっている場合が多い。入院中，子どもた
ちは，それぞれに事情を抱えた子ども同士，集団生活を送ることとなる。
病棟で起こる問題行動として，暴力，自殺企図，自傷行為，強迫行為，自
閉状態，摂食行動の異常などがあげられる。

　子どもにとっては，入院をとおして集団生活を送ること自体が成長と発
達を促す治療的な意味をもつ。子どもたちが安全に集団生活を送ることを
サポートするためには，看護師は子どもの問題行動に的確に対処しなけれ
ばならない。

　まず，問題行動の発生を予防するために，看護師はルールをつくる，定
時の内服を支援する，生活技能の向上を支援する，問題行動が起こりそう
な状況を予測して備える，といった看護を行っていた。問題行動が発生し
た場合は，迅速に適切な方法で問題行動に介入する。そして，時間をおい
て子どもと一緒に振り返ることで，自分の行動に対して子ども自身が考え
る機会を提供していた。最後に，スタッフ間で介入方法を評価する。この
一連のケアをとおして，看護師は，問題行動に対する子どもの認識を深
め，子どもの対処能力の向上と問題行動の軽減をはかっていた。

ルールをつくる

　看護師は，問題行動が起こったときの対処を事前に計画していた。しかし，何を問題行動とするか看護師間でも異なり，個々での判断は難しいため，まず問題行動を定義したうえで，問題行動の発生を予防するために，病棟全体のルールと子ども個別のルールを取り決めた。そして，子どもが自分でルールを確認できるよう工夫したり，子どもがルールを意識して行動できるようこまめに声かけをしたりしていた。問題行動を定義してルールをつくることは，子どもの問題行動に対して看護師間で統一した対応をするためにも必要なことである。

1．問題行動を定義する

　何を問題行動とするかは意外に難しい。

　特に暴言は，どんな状況で暴言が発生したのか，誰が誰に対して言ったのか，どのような言葉をどのような言い方で言ったのか，言われた子どもはどのような気持ちになったのか，などを勘案せねばならず，判断が難しい。冗談との区別も難しく，同じ言葉でも暴言になる人もいれば，ならない人もいる。そこで，看護師は，「他人が傷つく言葉」かどうかを重視して判断していた。ある病棟では，「他人が傷つく言葉＝暴言」を子どもにわかりやすく伝えるために「チクチク言葉」という表現を用いていた。

　「馬鹿」「アホ」といった明らかに他人を侮辱する言葉だけでなく，言われた子どもの気持ちに焦点をあてて，暴言かどうかを判断することについて，ある看護師は以下のように語った。

> 　「うるせぇ！」といった攻撃的な言葉のほかに，ここではその子を批判することも暴言だと伝えています。「傷ついたり，言われた子が暴言だと思うんだったら暴言です」って子どもたちに言ってるので，けっこう厳しめの対応ですかね。「ボケ！」とか「バカ！」とか以外に，「お前の走るのが遅いから負けたんだぞ」みたいな感じのです。言われた子が傷ついたときには，言われた子にとったら嫌なことだから，それは暴言・嫌がらせ行為だと判断します。

言われた子どもの気持ちを考えさせることは，子どもの社会性を伸ばすという意味もあると思われる。

次に，こだわり行動が問題になるのは主に自閉症スペクトラム障害の子どもであるが，何を著しいこだわり行動として問題とするかについて，ある看護師は以下のように語った。

> 日常的にご飯が食べられて，ちゃんと起きられて，「はい，終わりですよ」って言われたら，そのこだわりを切る（やめる）こと，たとえば電車のことにのめり込んでいても「終わり」って言われたら切れて（やめることができて），ちゃんと学校に行ける子は，どれだけ電車にこだわってても，こだわりが重いとは見なさない。「この服が嫌だ」「ここの模様が気に入らない」とこだわってしまって，着替えられなかったりとか，ものすごい偏食だったりとか，夜寝ないとか，学校に行けないとか，何か同じ行動をくり返したりしてやめれない子のほうが重いと思うな。

このように，日常生活が，こだわり行動によって支障を来す場合は，問題行動と見なしていた。

2. 病棟全体のルールをつくる

問題行動を定義したうえで，その問題行動を防ぐためには，病棟スタッフ全員が一貫して同じ対応をする必要がある。そこで，看護師は，問題行動を防ぐための病棟全体のルールを定めていた。病棟全体のルールの必要性について，ある看護師は以下のように語った。

> 一律に，みんなと同じようにしなさいというように強要するのではもちろんないのですけれども，ある程度は病棟全体のなかで正しい行動を，病棟のルールとして明確にしておかないと，「あの子はあんなふうでいいのに，なぜ自分はそういうことを求められるのか」と子どもが思うようになって，それでは指導に一貫性もないし統一もできないですから。

何を病棟全体のルールとするかや，その細かさについては，病院あるい

は病棟によって異なる。入院している子どもの特徴や病院あるいは病棟の
構造，看護師などの人員配置などが病棟全体のルールに影響していた。ある病院では，子ども同士のトラブルを防ぐために，身体接触の範囲を「腕
1本分の距離以上近づかない」ことをルールとしていた。

　子どもたちは人との適切な距離がとれないっていうことで，「人との距離は腕
1本分あける」っていう細かい病棟ルールがあるんですね。たとえ同性であって
ももちろんむやみに体に触れるのはダメです。これならよくてこれならダメって
いうのを上手に判断できない子が多いので，一応病棟内のルールが細かくあるん
ですね。だけど，たとえば，同級生同士のちょっとした遊びの延長で取っ組み合
いになったときでも，それは病棟ルール上ダメっていうことになるのです。やっ
ぱりそのぐらいの年代の子なので，そういうこと（取っ組み合い）もやりますが，
するとうまく歯どめが利かなくて，取っ組み合いから本当にケンカになってしま
うパターンもあるのです。

　問題行動に対するルールのほかに，1週間のスケジュールや入浴時間な
ど1日の過ごし方についても病棟全体で取り決めていることが多かった。

3. 個別にルールを決める

　病棟全体のルールとは別に，子どもに対して個別に問題行動を定義した
り，対処方法を取り決めたりもしていた。入院にいたった経過や子どもの
行動パターンなどを考慮して，その子どもに合った個別のルールを決める
ことが大切である。

　イライラしたときに，1人でいるほうが落ちつきやすい行動パターンなら，「1
人で過ごします」のような文面がその子のルールのなかに入ってくると思います。
「1人で絵を描いて過ごします」のように，その子の行動パターンに合ったことを
ルール化するときもあると思うんです。

　個別に定められたルールは，看護計画にあげることで，ほかの看護師に
も周知される。また，「がんばり表」や「シール評価」といったトークンシ

ステムの課題にしている場合も多い。

> 暴言・暴力やトラブルがあったときの指示がその子その子であるんです。暴力をしてしまったとき，この子は保護室での休息，この子は自室で休息など，患者さんに合った休息方法を決めて，看護プランに入れています。

4. 子どもが自分でルールを確認できるようにする

　子どもは，ルールを常に意識して行動できるわけではない。そのため，ルールは子どもが理解できるように工夫し，子どもがいつでも確認できるようにしておく必要がある。

　また，1日のスケジュールや日課などもわかりやすく示すことで，子どもは見とおしをもって安心して生活することができる。特に，自閉症スペクトラム障害の子どもは，自分の生活に見とおしがないと不安になり，パニックに陥ることもある。そこで，看護師は絵や図を用いてわかりやすくルールを表示し，それを目にとどまりやすい場所に掲示していた。言葉で注意するより，視覚的に描いて掲示するほうが子どもは理解しやすいと多くの看護師が語った。

> 「幽霊の真似をしてほかの子を追いかける」という嫌がらせがあったので，「手をこんなふうにして幽霊の真似はダメですよ」って，幽霊の絵を描いて，その子の部屋の壁に貼って，バツをしました。テレビを見る位置が，（テレビからの）距離が近すぎる子どもが多いので，どこでテレビを見るのがいいかを明確にして，テレビに顔をつけて見てる絵に「これはやめましょう」と書いて，ホールの壁に貼って，視覚的にわかるようにしました。

　病棟全体のルールは，掲示することで視覚的な理解を促すことが多い。しかし，個別に決められたルールについては，子どもの年齢によって提示方法に違いが見られた。ある看護師は，思春期の子どものなかには，ほかの子どもに自分の課題を知られることを好ましく思わない子もいると語った。

> この子は小学校6年生だったので，壁に課題を貼っても特に違和感がないかと思ったのです。同室の他のお子さんでも，シール評価や約束事をいろいろと壁に貼ってありましたし。でも，小学校と中学校では，やはり差があると思うのです。たとえばこの子が中3であれば，ファイルにしてベッドの横に置いて，いつでも自分だけで見られるような配慮もあったと思います。中学校になると視覚的に掲示するということはあまりないですね。中学校だと，そのようなものを貼っていると馬鹿にされるということもあるかもしれませんね。

約束を絵に描いて掲示するなど視覚的な理解を促すことがルールを周知させるのに効果的である一方，思春期の子どもの場合は，ほかの子どもの目につかないような形でルールを提示したり，ルールの提示方法について子どもの了解を得たりするなどの工夫が必要である。どのような方法でルールを子どもに提示するかは，子どもの年齢や知的能力のレベルが影響するだろう。

5. ルールを意識させる

ルールをわかりやすく提示しても，ついつい忘れてしまうのが子どもの特徴のようである。看護師は，日々の何気ないかかわりのなかで，子どもがルールを理解しているか，覚えているかを確認していた。

> 「約束覚えている？」って，何気ない会話のなかで「どうかなあ。約束言える？」とか。「口でちょっと言ってみて」みたいな感じで約束を覚えているかどうかの確認作業をしています。

定時の内服を支援する

衝動性や易興奮性を抑制するために，薬物治療を受けている子どもの場合，子どもへの服薬支援は看護師の重要な仕事である。看護師は，薬を飲みに来るように子どもに声かけをしたり，薬の効果を観察したり，服薬に関する事故を防ぐなどのケアを行っていた。また，必要時には服薬方法や

時間を個別に工夫することで子どもがスムーズに内服できるよう配慮もしていた。こうした定時の内服を支援することは，子どもの衝動性や易興奮性が薬によって適切に抑えられ，問題行動の発生を予防することにつながる。

　学童期の子どもでは，薬の作用，副作用と自分の症状を結びつけて考えることが難しい場合が多い。服薬の意味や重要性を子どもに指導することが看護師の重要な役割の1つであることが語られた。

> 　薬をお家へ帰ってからも飲み続けないといけないことを理解してもらわなくちゃいけないので，「食べ終わったら看護師さんのところへお薬を自分でもらいに来なさい」って言ってます。私たちが（薬を子どものところに）持っていくのではなくて。「自分は薬を飲まなきゃいけないんだ」という意識づけをちゃんとしていかなきゃいけないのです。

　思春期の子どもは，病識をもち，効果と副作用を自覚できるようになるため，薬の効果を子どもと一緒に確認したり，薬に関する疑問に答えたりするなどのケアも実施していた。また，思春期の子どもや比較的理解力のある子どもに対しては，退院前などに服薬の自己管理を指導する場合もあった。

> 　思春期の子どだと，1週間分ずつ自分で薬を病室に持っていって保管しておく場合もあります。ただし，飲むときは看護師さんの前に来て「いまからこれとこれを飲みます」って言って薬を見せて，看護師が見ているところで飲むようにします。薬を飲むことを習慣づける，自分で薬を管理することを練習するという意味でやっています。

生活技能の向上を支援する

　発達途上にある子どもの生活技能の向上を支援することも，問題行動を防ぐことにつながる。看護師は，子どもの精神症状，身体の調子，日常生活での介助を要する程度，発達段階，概念の理解，コミュニケーション能

力などを評価し，子どもにあった支援を提供することで，子どもの生活技能の向上をはかっていた。

> はじめての入院の子であれば，入院時に「お風呂はどの程度自分でできるのか」など，大体できているレベルを聞いて把握しておきます。「入浴は部分介助。洗髪は介助必要」と記録に書いておくんです。記録に介助必要とあれば，実際の入浴時に，見に行って確認します。それで，指導をしていくと，意外にもっとできる子だったりして，どんどんできるようになったりしますよね。そしたら，カンファレンスや（看護）計画の見直しのときに，かかわり方を話しあって，その子にあったものに変えていくのです。

特に，対人関係が苦手な子どもが多く，看護師はSSTを取り入れるなど，他者とのかかわり方を指導していた。

> まわりとの関係がうまくとりづらいことがありますね。余計なことをいったうえに相手を怒らせてしまうとか，相手に過干渉になり過ぎるとか。一方で，いつも1人でいる不登校のお子さんもいらっしゃるのです。ですから，入院生活のなかで，ほかの人とのかかわり方を少しよくしようということになりますよね。入院しても，やはりまわりとの関係性が大事じゃないでしょうか。

自閉症スペクトラム障害の子どもの場合は，概念理解が困難であるため，その症状の特性を考慮した看護が必要である。ある看護師は，言語的なコミュニケーションが上手だった自閉症スペクトラム障害の子どもが，自分が思ったよりも概念理解に乏しかった経験を語ってくれた。

> 概念理解ができない人は，物事を置き換えて考えるという想像ができない。自閉症スペクトラム障害って，イマジネーションに障害のある人たちなんですよ。見たものでしか判断できないから，それが5分後どうなるか，1時間後どうなるか，明日はどうなるかという想像は働かないんですよね。いまから思うと，その子は自閉症スペクトラム障害で，イマジネーションの障害がすごく強い人だったから，そこをもっと工夫してあげればよかった。彼女はいっぱいしゃべるけど，

本当はあんまりわかってなかったんだなって，私の評価はちょっと甘かったなって。だから（子どもへの）要求が高かったかなぁと思うんです。

問題行動が起こりそうな状況を予測して備える

　看護師は，ルールをつくり定時の内服と生活技能の向上を支援することで，問題行動の発生を予防していた。さらに，「問題行動に発展しそうなサインをとらえる」「環境を整える」「場に応じた適切な看護師が対応する」「頓服薬内服の必要性を判断する」対応で，問題行動が起こりそうな状況を事前に予測して備えていた。

1．問題行動に発展しそうなサインをとらえる

　看護師は，問題行動に発展しそうなサインを見逃すことがないよう，注意深く子どもを観察していた。ある看護師は，子ども同士のトラブルの後，再びトラブルが発生しないか観察していた様子を以下のように語った。

　「再びトラブルが起きないかな」と考えて子どもたちを見ます。離れていれば「とりあえずは距離をとっているんだな」という感じで，「もしこの距離が縮まるようなら，もっと注意を向けないといけないな」という感じで見てます。

2．環境を整える

　子どもは，まわりの環境に影響を受けやすい。日課中に，興奮が高まった子どもに対して，いったん自室に戻って気持ちを落ちつかせることで，興奮した気持ちが問題行動に発展するのを防いだというエピソードが語られた。

　興奮してくるとワーッとなって体の動きや，表情が変わってくるので，そのときは「ちょっと部屋を移動しましょうね」と言って，「ちょっとクールダウンしてから，もう1回（日課を）やろうね」って。

3. 場に応じた適切な看護師が対応する

　子どもが問題行動に発展しそうな態度を示したとき，その場に応じた適切な看護師が対応することで問題行動を防ぐことができる。たとえば，ある看護師は，自分が新人だったときに，自分に代わってベテラン看護師が対応することで，子どもが落ちつきを取り戻したという経験から，その時々に応じて対応する看護師が変わることの意味を，以下のように語った。

> 　新人のころは，先輩看護師に「こうやって対応しているんですけど，うまくいかなくて」と相談しました。「それだったら対応を代わるわ」と言ってくれた人もいました。あんまり子どもがグズグズ言うんだったら，人を代えたほうがいいかもしれないから，「私が対応します」って言ってくれたんです。

　ほかにも，男性看護師がかかわることによって，子どもに対して暴力を抑止することにつながるというエピソードもあった。

4. 頓服薬内服の必要性を判断する

　子どもの言動や表情から，問題行動に発展しそうな場合は，早めに頓服薬を内服することで，暴力にいたることを防ぐことができる。暴力などの問題行動が起こってから頓服薬を内服するよりも，そこにいたる前に頓服薬を内服することで，暴力を防ぐことのほうが子どもにとって治療的な意味は大きい。

> 　いつもの穏やかで普通にお話できているときと様子が違っていたら，「あれ!?」っていう感じで常に警戒しながら見ています。明らかに表情が硬かったり，ちょっと言い方がきつかったり，顔つき，態度，訴える内容，それに暴力ですよね。「誰々を叩いてもいいですか？」のように具体的に言ってくるようなときもあります。
> 　いつもと違うと感じたときは，「薬を飲んで落ちつきますか？」と聞いたり，「いつもより表情が硬いし，薬を飲んだほうがいいんじゃないかと思うんですけど」と話しかけたりします。それで，すんなり，飲む人も多いですかね。「いらない」

って言われたら，ちょっと待ちますかね。興奮真っただなかに薬を持って行って
も，それは普通，飲めないんでね。もうそうなっちゃうとね。

問題行動に介入する

　ここからは，実際に問題行動が起こったときに，どのように対処してい
るか紹介したい。熟練看護師たちは，「疾患に合わせた対応をする」「問題
行動を無視する」「言葉で指摘する」「権威を示す」「個室で1人になるこ
とで気分を落ちつかせる」といった介入を行っていた。

　問題行動を言葉で指摘することによって制止させようという介入方法が
ある一方，問題行動を無視するという方法もとられていた。問題行動を無
視するという方法は，傾聴が基本の精神科看護において，成人の精神科で
はあまり見られず，児童・思春期精神科看護に特徴的なケアといえるかも
しれない。

1. 疾患に合わせた対応をする

　児童・思春期精神科病棟に入院している子どもたちは，自閉症スペク
トラム障害，強迫性障害，気分障害，統合失調症，パーソナリティ障害な
ど，さまざまな疾患をもつ。問題行動が子どものもつ精神疾患の症状の1
つである場合は，その疾患に合わせた対応をすることが第一に求められ
る。

　ある看護師は，強迫症状に対して，曝露反応妨害法を用いた看護計画を
実施したところ，強迫症状が軽減し，子どもの行動範囲が広がったという
エピソードを語ってくれた。

　　私が強迫行為のある子を受け持っていたときに，行動療法を参考に実施したケ
アが，すごくフィットした事例があります。

　　それは，曝露反応妨害法という方法で，強迫症の治療に有効といわれているも
のです。強迫の引き金になるものに曝露させて，そのうえ手洗いや儀式などの強
迫行為を妨害するというものです。その方法のなかに不安階層表というのがある
んです。その子は，不潔強迫だったので，自分が不潔になると思ってしまう状況

がいろいろあるんですけど，その具体的な状況を列挙して，不安のレベルをつけていくんです。

たとえば，みんなが使う洋式トイレに座ることがマックスの汚いレベルで，トイレの前を目を開けてとおることはちょっと汚いと思うレベルというように。いろんな具体的なエピソードを並べて不安の階層表を一緒につくりました。

そしたら，私と一緒に階層表をつくる作業が，わりと楽しく受け入れられる子だったんですよね。一緒に「こっちのほうが不安度が強いかな？」なんて言って，一緒に考えながらやっていたら，その子も乗ってきて，それに取り組んでいると，強迫行為によって狭まってた行動範囲がちょっとずつ広がっていくことが楽しくなってくれてたので，すごい調子よくポンポンポンと行動拡大につながったんです。

2. 問題行動を無視する

児童・思春期精神科では，子どものネガティブな訴えに耳を傾け，その背景にある思いに共感しようとしても，治療的効果がまったくなく，子どもの状態はさらに悪化し，看護師が無力感を感じてしまうケースがある。これは成人の精神科とは異なる点であるといえる。ネガティブな言葉を発することによって，大人の気を引くというパターンを学習してしまっている子どもは少なくない。そのため，ここでいうネガティブな言葉というのは「死ぬ」「殺す」など，極端で一定のインパクトがある言葉である場合が多い。

この場合，子どもと看護師の間の悪循環の相互作用を打開するために，治療的無視という方法が有効である。この治療的無視という考え方は成人の精神科にはあまり浸透していないようで，児童・思春期精神科看護独特のケアといえるのかもしれない。ネガティブな言葉に反応するのをやめ，ポジティブな言葉に対して反応することで，子どもと健全な関係性を構築することをめざす。

子どもの場合，ネガティブな言葉の裏に，言葉と同等のつらい気持ちの表出欲求が必ずしもなく，単なるかかわり欲求であることも多い。また，自閉症スペクトラム障害などの場合は，そもそもつらさという感情を共有すること自体が難しいので，いわゆる傾聴・共感という看護が機能しない

ことさえある。ある看護師は，個室に隔離することさえもかかわりになってしまい，子どもに正の刺激を与えてしまうため，子どもの不適切な発言に対して，スタッフ全員が10分間無視するという看護を実施したと語った。

> 「チビ」「デブ」などの不適切な発言で子どもがかかわってきたときは，治療的無視をしていくことを看護計画に入れて，病棟全体で統一して対応していったら，比較的スムーズに，けっこういい感じで不適切発言が減ってきたと思いました。その子の場合は，個室に入ることすら「入ったんだぜ，イエーイ!!」みたいな感じになってよろこんじゃうから。本来使っていい治療方法なのかどうかわかんないけど，レッドカードが出ると10分間は職員全員が治療的無視，本人とかかわれない，「もうお話できないよ」っていうシステムにしたんです。

また，この子どもが不適切な発言をせずにかかわってきたときは，積極的に子どもの話を聞くことで関係性を構築し，子どもの登校場面での効果的なケアに結びついていた。

> 「お母さんがこういうこと言ってた，お父さんがこういうこと言ってた」などの家族のことをいろいろ報告してくれたり，「お母さんがこういうことを言ってくれたらうれしいのにな」と親への要望もたくさん話してくれたりしたのを聞くことで，関係性をつくっていきました。
>
> もともと不登校の経験もあって，入院中は院内の学校に通っているのですが，「学校に行きたくない」と言うことも多いんです。そのときは，ひととおりの話を聞いて，「がんばれよ」という感じで送り出すと，「じゃあ，帰ってきたら，また話，聞いてね」「じゃあ，がんばって行ってくる」と言って登校できるということも多いんです。

児童・思春期精神科看護の場合は，子どもをいったんあえて無視したうえでかかわることも，治療的な意味をもつケアであるといえる。

3. 言葉で指摘する

　子どもの問題行動に対して，言葉で注意する際には，子ども自身がいったい何を指摘されたのかを把握できるよう留意する必要がある。したがって，看護師は言葉で指摘する際，その場で即座に短く指摘するよう心がけていた。

> 　できていないところは，一応注意はします。注意はやっぱりしなくちゃいけないことなので，ただ注意するときには，「1分以内にしましょう」と先輩に言われていました。
>
> 　「それ以上叱ったり注意をしたりしても，その子どもには怒られたというイメージしか残らなくて，何を注意されたのか，自分は何をしなきゃいけなかったのかというのはまったく残らないから，それ以上の時間叱っても意味はない」ということなんです。だから，「これがいけなかったからね，これがダメなんだよ」ってできるだけピンポイントで指摘するようにしています。

4. 大人としての権威を示す

　興奮状況にあったり，暴力行為を起こしたりしている子どもへの対応に際して男性看護師の役割が期待されることは少なくない。そのとき，男性看護師は，大人の権威を示すことも，問題行動を鎮静化するのにも有効である。

> 　やっぱりある程度の怖さではないですけど，お父さんみたいなね。昔のフレーズで，「地震，雷，火事，おやじ」っていうのがありましたけど。普段はやさしいけど，怒ると怖いという感じですかね。女性スタッフの言うことは聞かないけど，男性スタッフの言うことは聞くとか。
>
> 　ただ，患者さんが暴れてるときは男性スタッフが対応するということではなくて，それが看護だとしたら別に男性でも女性でも対応できるんじゃないかと思っています。

　ここでの権威を示すとは，子どもを守り導く責務を負った専門職としての強い信念をみせることであり，子どもが看護師の本気の気持ちにハッと

気づくような力をもつことである。

　女性看護師であっても，大人としての毅然とした態度で接することが問題行動へ介入する際には必要であろう。

5. 個室で１人になることで気分を落ちつかせる

　子どもの興奮が著しかったり，ほかの子どもに危害が及ぶ可能性がある場合は，子どもの安全を守るために，個室に隔離する必要がある。

　ただ，個室で１人になることで気分を落ちつかせるという看護においても，成人と児童・思春期の精神科看護では異なる点がある。成人の精神科病棟では，暴力行為が発生したときは，すぐに保護室へ隔離され施錠されることが多い。

　しかし，児童・思春期の精神科看護においては，施錠せずに自室で１人静かに過ごすことを休息といい，興奮が激しく休息ができないときに施錠をして隔離するという方法をとる場合が多い。この違いについて，成人での精神科看護の経験をもつ看護師は以下のように語った。

> 　子どもの場合は，トラブルになったら休息しましょうというけど，大人は休息なんていうものはしないですね。子どもと大人で大きく違うところですよね。子どもにタイマーを持たせて，落ちつくまで何分間は，自分の部屋で休みましょうと言います。施錠はしません。それで，自分の部屋からまた出ていくようであれば施錠するというように，段階的な方法を決めてあったりします。

　子どもは，大人に比べて暴力行為のときの力が小さく，怒りの度合いや，根が深くないという特徴があるため，看護の内容に違いが生じていると考えられる。

子どもと一緒に振り返る

　振り返りは，問題行動の発生からある程度時間が経ち，子どもが落ちつきを取り戻してから行われる。がんばり表やシール評価などのトークンシステムの課題に，問題行動を起こさないことがあげられている場合は，そ

の評価の際に行動の振り返りを行うこともある。振り返りでは，子どもが自分の行動について，何が悪かったのか，どうすればよかったのかを考え，暴言を言われた側などほかの子どもの気持ちを推察し，看護師に言語化させる。

　この振り返りを毎回欠かさず行うことによって，子どもは，ルールを自分の行動と結びつけて考え，問題行動を起こすことなく入院生活を送ることができるようになる。多くの看護師が，問題行動に介入した後の振り返りが非常に重要であると語った。

> 　叱った後の振り返りが，やはり大事ではないかと思うのです。叱るばかりでは子どもは全然伸びないですし。私も人間なので，ついつい感情的になったりもしますから，少し時間をおいて，「さっきのどうだった？」というような，「私も怒ってしまったけど，どうだった？」みたいな感じです。子どもとの関係をつくっていくうえで，怒りっぱなしではダメなので，「どうだった？　さっきの振り返ろうか？」と振り返りをしています。

介入方法を評価する

　問題行動の対処について，看護師は，子どもの問題行動が改善されているかを定期的に他職種も参加するカンファレンスなどをとおして評価している。介入方法を評価することで，よりよい対処方法に修正して，子どもの行動の変化にそった対応を提供することが可能となる。

　ある看護師は，子どもがどれだけ問題意識をもつことができたかを，「シール評価をいったんやめてみる」ことで評価していた。

> 　シール評価や約束事が枠になる。枠があることで安心する。それで，徐々に慣れてきたら，その枠をちょっと緩める，たとえば日課とかシール評価の約束事がありますよね。その枠があるときは，必ず子どもは意識しますよね。それで行動も修正できます。だけど，それがなかったらできない子が多いんです。だから一度なくしてみる。それでどうかを見てみる。なくしてもできたらOK。たとえばシール評価でも，毎勤務，日勤，深夜，準夜でチェックしてるのを，2回にして

みるとか，1回にしてみるとか，ちょっと枠を緩めてあげる形で，どれだけこの子は身についているかを確かめる。職員の方では観察はしています。

　たとえば暴言にしても，約束を書いて貼っている間は見て制止できるんだけど，それがなくなったら，もうわかんなくなってくる。なんかガタンと崩れて，「シール評価になかったらしなくてもいいや」という感覚になってしまうというお子さんもいるので。

［事例］思春期の看護の醍醐味
―子どもの力を探索する

遠山 梓（東京都立小児総合医療センター）

入院までの経緯

　理人（りひと）さんは，高校2年生の自閉症スペクトラム障害の男の子。状況や相手の気持ちの理解が苦手で，幼少期から他児や家族との言い合いや，殴る蹴るの暴力が多かった。このような理人さんを両親は叱責しておとなしくさせていた。

　4歳から体操を始めると熱中して取り組み，体操教室では他児とケンカになることはまったくなかった。小学生のころは，学習が苦手で成績は低かったが，スポーツが得意だったので同級生に頼られる存在だった。ただ，サッカーやバスケットなどの集団競技では他児と連携するプレーはできず，単独プレーで活躍していた。

　中学生になると学習がまったくついていけなくなり，非行グループのメンバーと過ごすことが増えていった。体操のスポーツ推薦で高校へ進学し，体操に集中して非行グループと一緒に過ごすことはなかった。しかし，体操部の監督とケンカになり殴ってしまい，体操部を退部することになり，その後，不登校になった。そのうち，非行グループと再び交流するようになり，親のお金を盗み数日家に帰らないようになった。

　両親に叱責されると自宅で暴れて物を壊したり，お互い殴り合いになったりした。ある夜，家を出て行こうとした理人さんを両親が叱責すると大暴れし，自室に閉じこもってしまった。両親が部屋を開けようとしてもベッドでバリケードがしてあり開けることができなかった。この状態が数日続き，困った両親が警察に相談し，以前母親のみが相談に来ていた当院に緊急入院することになった。

　自閉症スペクトラム障害の特性がベースにあり，集団や学校での不適応，周囲から否定や叱責される経験が続いたことにより，非行グループと

のつきあい・お金を盗む・攻撃的な言動などの行為障害にいたっていると
判断され危機介入のための入院であった。

入院初日のかかわり

　病院まで大人数名に無理やり連れてこられた理人さんは暴れ疲れた様子
で，フードを被り，目は常に周囲をにらみ続けていた。入院前の状況か
ら，他害のおそれがあるため部屋で隔離されることになった。
　理人さんと私のファーストコンタクトは，入院2日目の朝だった。お部
屋に行き「おはよう。はじめまして。理人さんの今回の入院の担当看護師
になった遠山です。この入院でどんなことに取り組むか一緒に考えて，一
緒に取り組んでいく存在です。今日は日勤で夕方5時まで理人さんの担当
になります」と理人さんの近くにしゃがみ，名札を見せながらあいさつを
した。理人さんはマットに横になって漫画を読みながらチラッとこちらに
視線を向けたが，すぐに漫画に視線を戻した。「昨日は突然ここに連れて
来られてびっくりしたよね。しかも，ほとんど何もない部屋で過ごすよう
に言われて，鍵が閉められて。夜は眠れたかな。食事は全部食べたって聞
いたけど味はどうだったかな」と声をかけても漫画を読み続け，看護師に
視線を向けることはなかった。
　「入院中，理人さんをサポートしていくために，理人さんのことを知り
たいのでいろいろ教えてくれるとうれしいです。お互いどんな人か知るた

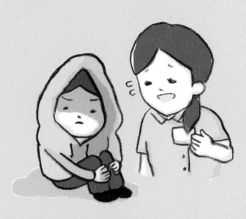

めにも一緒にお話し
たり，一緒に何かを
して過ごしたりした
いと思ってます」「い
ま困っていることは
あるかな」と声かけし
ても無言であったの
で，「30分ごとに様子
を見に来るので，困
ったことや気になる

ことがあったら教えてください」と伝えて退室した。理人さんは終始無言
だが，看護師の話は聞いているように感じた。何度か訪室すると，漫画を
突き出し，「続き」と言って漫画の交換を頼むようになった。

　昼食の下膳時，好きな食べ物と嫌いな食べ物について聞くと，「ポテト
チップ。食べたいから買ってきてくださいよ」と話し出す。「ごめん。家
族と外出ができるようになったら，1階のコンビニで買って食べれるけど，
いまはまだできないんだ。おやつにのり塩味がたまに出るよ。ポテトチッ
プが好きなんだね。どれが好きなの」と返事をすると，好きなポテトチッ
プの商品名を教えてくれた。私自身が好きな商品名を伝えると「へぇ」と
返事があった。はじめての出会いから4時間経ち，何度か声かけをくり返
すことで徐々に警戒心が和らいできた。この日はこのような日常生活に関
連した話題を振って会話をすることを続けた。

関係構築，自己の客観視，自尊心の向上に向けて

　通常，予定入院で入院する子どもは，外来で医師・家族と一緒に入院の
必要性や入院目的について検討し，ある程度入院治療を受け入れ心の準備
をした状態で入院してくる。しかし，危機介入である緊急入院をした理人
さんのような子どもは，なぜ自分が入院することになったのか，入院でど
のようなことをするのかわからないまま入院生活がスタートする。見とお
しがわからず不安な状態になる。また，自傷・他害などの切迫した状況や
周囲の大人に無理やり入院させられ大人への不信感が高まっている場合，
入院時に入院の理由を伝えられても理解して受け入れることは困難であ
る。そのような子どもに入院の動機づけをして協働していけるようになる
には非常に時間がかかる。

　理人さんの場合も，入院時から入院した理由を理人さんと医療者で共有
し，少しずつ具体的な目標を一緒に考えていった。はじめは，「何もない。
勝手に連れて来たんだろ。親とやれよ。俺は知らないよ」と答えていた。
「入院のきっかけになった親とのケンカや自室にバリケードまでしてこも
っていた状況は，理人さん自身も困っていたことがあったと思うよ」「今
回の入院で理人さんも周囲の人たちも少しでも安心して過ごせるようにな

ってほしい。そうなるにはどうしたらいいか一緒に考えたい」と主治医と担当看護師を中心に投げかけをくり返した。

　入院3日目より，日中6時間は隔離が解除されることになると，すぐに部屋から出て自分から積極的に他児と交流を始めた。テンションが高くなり大きな声で騒いだり，他児にスキンシップしたり，他児の部屋に入ったり，それらを注意する看護師をからかうことが多かった。病棟のしおりを用いてルールとルールの背景を説明すると，「ああ，そうなんだ。そんなに触ってました？　スキンシップが多いですか」という反応から，状況が理解できていないこと，基本的に他児との同年代交流のなかでのルールの背景がわかるとそれを守る気持ちがあることがわかった。他者へのスキンシップは，触られることで嫌な気持ちになる人もいること，年齢が上がるにつれて家族やおつきあいしている人など以外とのスキンシップはしなくなる日本の文化があることなど，状況やルールの背景がわかるように説明すると理解することができた。しかし，テンションが上がってふざけや声が大きくなると周囲の人が嫌な気持ちになることなど，状況やルールの背景がわかるように説明しても，みんな楽しく過ごしているから何が悪いのかわからないと理解するまでに時間を要した。

　その後も，理解したルールを守り行動修正できることもあったが，理解していないルールは守れないため，看護師に注意される場面が多い状態が続いた。

　数日すると看護チームのなかで疲労と不満が高まっていた。そこで医療チームでカンファレンスを行い，「他児との交流中はテンションが高く，即時に注意してもなんで注意されているのか理解できずに反発する」というパターンになっていること，理人さんも他者との対人関係も結べず，対応する看護師も看護の方向性がわからずつらい状態であり，このままでは安定した関係を構築できていない，というアセスメントを共有した。そして，看護師と関係構築，自己を客観的に見る視点を育てること，そして理人さんは発達障害の特性がベースにあり，周囲の環境とフィーリングが合わず，成功体験より失敗体験が圧倒的に多く自尊心の低さがあったため，自尊心の向上を目的に，理人さんと日勤担当看護師で毎日夕方に1日の生活のなかで「よかったところ」「改善したほうがよいところ（または困った

こと，気になったこと）」を振り返り話すかかわりを開始した。

　また，理人さんが十分に理解できるように，「なぜよかったのか」「なぜ改善したほうがよいのか」を具体的に提示することとなった。はじめは，「別に何もない」と言っていたが，「今日○○さんがしつこかったときに『やめろよ』と言って，それでもやめないので食堂に移動したのはとてもよかったよ」「ほかにも困った場面があるんじゃない」と看護師が促すと，困った場面と自分がどのように対応したのか話すようになっていった。そして，2週間程度経つと「○○とトラブった。もうトラブりたくないから離れてる」「食事交換した。もうやらない」など自発的に話すようになっていった。

自宅退院が決まる

　主治医・担当看護師との面談のなかでも，3週間程度経つと「親に怒鳴られたり，殴られたり」「なんで怒ってるのかわからなかった」「イライラしても我慢してた」「『友だちだろ』ってお金をたかられたりしてた。でも，おごらないとハブられるから」と少しずつ入院前の状況や気持ちを言語化するようになった。

　両親と主治医の面談は週1回行われ，本人の入院生活の状況や医療チームのアセスメントが共有された。アセスメントは，状況理解が苦手，相手の気持ちの理解が苦手などの特性がある。それに伴い対人関係での困難や失敗体験の積み重ねで自尊心が低い。さらに体操という自分の得意なことができなくなった失望感を抱いて非行にいたっている，というものであった。両親は，理人さんの対応に疲弊し，理人さんに向き合える状態ではなかったが，主治医からは，『危機介入としての入院を経て本児と家族がそれぞれクールダウンしたら，今後について本児と家族で話しあい，決める。医療者にできることはそのサポートであること。また入院では，本児の特性の評価，生活しやすくなるための環境調整と適切な対処行動獲得のための練習であることと説明された。そして，クールダウンと本児の特性評価に3週間，本児・家族で今後のことを話しあい環境調整するのに3週間と見積もり，入院期間は最終的に1か月半と設定され，自宅退院の方向

になった。

　両親からの十分なサポートが得られない可能性が高かったため，入院後半は理人さんがより自立して生活できるようにかかわった。入院1か月の理人さんと担当看護師との面接で「入院1か月が過ぎたので，シフトチェンジして家での生活について考えていこう」「ただ，お父さんお母さんはなかなかやり方を変えられないみたい。理人さん自身が変化して自立するほうが早いと思うがどうだろうか？」と投げかけると，理人さんは「ここでだいぶいろいろ気をつけるようになったよ。大丈夫，まかせて」と満面の笑みで答えた。次に，いままでの入院生活を振り返りながら，理人さんの長所と短所を一緒に紙に書き出し共有したことで「これからの入院でやることがわかった（図1）。短所を長所にする。ふざけすぎない。適度なクールダウン。自室で休む」と答えた。

　その後は，「遠山さん，話をしよ。俺，遠山さんの病棟勤務のなかった10日間落ち着いて過ごせたよ。成長したよ。注意されたの10回以内だった。短所を長所にだから」「先生と薬の話したよ。飲みたくないって。そしたら1日1回にしてくれたから飲もうかなって」「学校は通信制に変えたいって親に言ったよ。あと，体操教室に戻りたいって。そしたら，学校を変えて本当に通えるのかって言われてイラッとしたけど我慢して通うって言ったよ」など自身で取り組んだことを担当看護師に報告できるようになった。そして，理人さん，両親，医療スタッフで自宅での約束と退院後の方向性（イライラしたらお互い離れる，家出するときは行き先を伝える，お金は盗まない，通信制高校に転校して通う，体操教室に通う）を決めて，入院1か月半で予定どおり退院した。

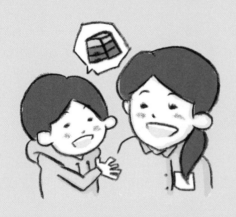

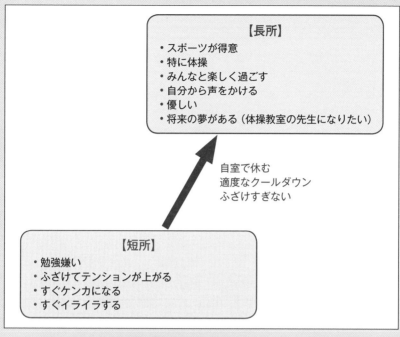

【長所】
・スポーツが得意
・特に体操
・みんなと楽しく過ごす
・自分から声をかける
・優しい
・将来の夢がある（体操教室の先生になりたい）

自室で休む
適度なクールダウン
ふざけすぎない

【短所】
・勉強嫌い
・ふざけてテンションが上がる
・すぐケンカになる
・すぐイライラする

図1　理人さんと担当看護師で書き出した理人さんの長所と短所

ともに成長する姿勢で

　入院当初，理人さんはとても傷ついた状態であった。家庭でも，学校で
もうまくいかず，大好きな体操もできなくなり，人生に絶望し，素直に助
けを求められず，非行をすることでSOSを発信していた。精神科を受診
する子どもの多くは適切な方法でSOSを発信できず，自傷・他害・非行
など間接的な方法でSOSを発信する。間接的な方法はSOSと気づいても
らえず，長い間助けを得られないこともある。理人さんも幼少期から断続
的に間接的なSOSを出し続けてきたが，今回大きな行動を起こすまで助
けを得られず，もがき続けていた。通常，このような状態が続くと大人へ
の不信感は根深くなり，信頼関係を構築するのに時間がかかる。さらに，
高校生まで成長しているとある程度自分のスタイルが確立し，思考や行動
パターンを変えることは難しくなる。

しかし，理人さんには，人を信じられる力，安心できる環境を素直に受け入れられる力，安心すると素直に適度に甘えられる力があった。短期間の入院期間のなかで自分自身と医療者を信じ，課題に前向きに取り組むことで，大きく成長することができた。思春期の看護の醍醐味は，子どもの力を探索し，うまく発揮できるように寄り添い協働して一緒に成長していくことであると，理人さんのケースから学んだ。

②言動の奥にある本質的な問題を把握する

□ 子どもの強みを知る
□ 子どもの言動の背景にある意味を考える
□ 自分とのかかわりのなかで子どもを知っていく
□ 情報を統合し本質を見極める

　児童・思春期精神科病棟に入院している子どもは，暴力，暴言，自傷，不登校・日課への不参加，著しいこだわり行動などなんらかの問題行動が見られるものだ。看護師は，これらの子どもの問題行動への対処に，まずは取り組むこととなる。

　しかし，熟練看護師は，表出された問題行動の背景に着目していた。児童・思春期精神科病棟に入院している子どもは，精神面の問題のほかにも，発達上の問題，家族環境の問題などが複雑にからみ合っているため，子どもの問題行動がどこからきているのかを突きとめるのは容易ではない。そのことを，ある熟練看護師は以下のように語った。

　とにかく背景を知ること，すべて何かが隠れていると思って，平面ではなく立体的に子どもを見たいと思っています。ただ，実際に，それができているかと言われたら，簡単ではないと思うんですよ。だけど，子どもの情報を単にそのまま受け入れるように平面で子どもを理解したくないというのが私の気持ちなんです。子どもを理解することは，本当は奥深いんですね。そこには，深みがあるんです。

　子どもの言動の奥にある本質的な問題を把握することは，治療方針の決定にも影響する重要な看護師の役割である。入院することによって，表出された問題行動が軽減しても，本質的な問題が解決されていないと，子どもは退院後に再び何かしらの問題行動を起こしてしまう場合が多い。再入

院をしてくる子どもが少なくないことを看護師は感じていた。表出された問題行動への対処をくり返しているだけでは，問題行動を起こしてしまう子どもの背景を知ることはできない。

　言動の奥にある本質的な問題を知るためには，子どもの問題だけでなく強みを知る必要がある。そして，子どもの言動の背景にある意味を考えながら，実際のかかわりなのかで子どもを知っていく。最後に，情報を統合し本質を見極めるというケアが必要である。

子どもの強みを知る

　問題行動の奥に隠された子どもの本質的な問題に近づくためには，子どもをいろいろな視点からとらえることで，全人的に理解しようと努めなければならない。そのために，問題行動だけではなく，子どもの健康的な部分やできている部分とストレスへの対処行動に着目し，子どもの強みが何かを知ることが第一に求められる。近年，精神保健福祉の分野において，精神疾患をもつ人の問題より，むしろその人のもつ強みに着目したストレングスモデルの実践が注目されている。ストレングスモデルの実践は，その人が望むリカバリーを実現するために，その人のもつストレングス（強み）を積み重ねていく支援を行う[1]。

　問題行動への対処に追われていると，子どもの“強み”が見えなくなってしまう危険性がある。この危険性を認識している看護師は，意識的に子どもの“できていること”“健康的なこと”“得意なこと”に注目していた。ある看護師は，できている部分を発見することで，子どもの理解につながるということについて以下のように語った。

　（子どもとのかかわりが）問題行動ばっかりになってくると，悪いことをする子，注意されることしかしない子って，スタッフみんながだんだんととらえてきちゃうので，逆に，ちょっとしたやさしい場面を意識して見るようにして，いいことができるという部分もきちんと理解するようにしています。そうすると，隠れていたサインがわかる，やっぱり見えてくるっていうことはよくあります。

子どもの言動の背景にある意味を考える

　子どもは，自分の思いを上手に表現できない。まして，精神的な困難を抱える子どもであれば，なおさらである。子どもの問題行動に隠れたサインや言葉の裏にある意味を考えることで，子どもが何に不安を抱えているのか，何を伝えようとしているのかを知ろうとする必要がある。また，子どもの言動に，もっとも大きな影響を与えてきたであろう親にも注目することが重要である。

1. サインとして問題行動を考える

　いったいなぜ，子どもたちは問題行動を起こさざるを得ないのだろうか。熟練看護師は，表出された問題行動の背景に着目していた。

> 　逸脱行動の原因には何があるだろうと考えたい。甘え方を知らない場合もあると思うし，言葉が出ないだけで本当は見てほしくて暴れている場合もあると思う。関心を引くための行動だったら，関心を引くためにはこういう方法もあるんだよって教えてあげたい。そのためには，暴れる背景を知らなきゃいけないと思う。

　子どもの問題行動には多くのヒントが隠されているようだ。問題行動をヒントに，子どもの特徴を知ることができる。実際に，看護師の多くは，子どもの問題行動から何かしらのヒントを得ていた。問題行動は子どもが不安や恐怖を感じたときに，自分を守るための行動であることも少なくない。自傷，暴力，暴言，著しいこだわり行動なども，詳細に検討していくと，その子の特徴やニーズが見えてくる。問題行動は，子どもから大人へのサインと考えるとよいだろう。

> 　問題行動を"問題"としてとらえないで，何か理由があるんじゃないかと思いながら，観察しています。何かトラブルがあった場面だけが，申し送られるんですけど，それには絶対に理由があるだろうなって，いつも思って聞いています。トラブルになる前後のその患者さんの動きとか，不穏になる前の動きなどを，意識して見ていると，サインが送られてくることがよくあると感じていますから。

2. 言葉の裏にある意味を考える

　児童・思春期精神科病棟に入院している子どもは，虐待などの養育環境，発達上の遅れ，精神疾患への罹患などの問題を抱えている。彼らは，自分のおかれた状況や自分の気持ちを，言葉で他者に伝えることが上手にできない。子どもの理解を深めるために，子どもが話す稚拙な言葉の奥にある意味を考える必要がある。看護師は，子どもは何に不安や恐怖を感じたのか，何を伝えようとしていたのかを，くみとろうとしていた。

> 　お子さんたちが，「お父さんとお母さんは仲が悪いんだよ～」と言っても，どういうふうに仲が悪いのか，わかんないじゃないですか。10代のお子さんたちが，「お家はこうだよ，ああだよ」って細かに言えないですもんね。ただ，何かあったら，「嫌だ，面白くない」そんな言葉じゃないですか。でも，その言葉の裏には，けっこういっぱい隠れてるものがありますよね。ただ，「やだ」と言われても，その「やだ」っていうのが何なのかは，言葉にできないのでしょうね。子どもたちって「いや」とか「もう嫌い」とか，そういう一言で片づけてしまいますよね。文章にして話すことができないんです。だから，その言葉の背景には，絶対目を向けないといけない。深い意味があるんです。

3. 家族の影響を知る

　子どもに対する家庭環境の影響は極めて大きい。とりわけ，両親にどのように育てられてきたのかということは，子どもの成長発達や問題行動の出現との関係も深い。看護師は，家族が子どもに与えた影響を知るために，家庭での養育状況に関する情報を非常に重要視していた。

> 　情報収集の段階で，その子の背景に関する情報は重要な判断材料の1つです。親や学校の先生などの，周囲の大人たちから叱責ばかり受けてきた子や否定され続けてきた子は，大人に対していいイメージがなかなか湧かないんだろうと思います。虐待を受けた子も同じだろうと思います。

　児童・思春期精神科病棟に入院している子どもは，親にとって「育てにくい子ども」である場合が多い。また，親自身が夫婦間の問題や精神疾患

を抱えていたり，育児に関するサポートが不足していたりする状態である
場合が多い。親が近隣の住民や学校の先生，親戚などから「親の育て方が
悪い」と批判されることも多い。このような子どもと親の両方の要因が悪
循環となり，育児に困難をもたらし，親子関係に問題を引き起こす。ある
看護師は，親子関係における悪循環について以下のように語った。

> 母子の距離感が縮まっていたということもあると思うのですけど，お母さんが
> 子どもを注意したり，怒ったりすることが多かったんだと思うんですね。いろん
> な人に子どものことを言われて精神的にも参ってるところに，また自分の目の前
> で子どもが同じようなことをすると，「またこんなことをしてる！」ということに
> なって，子どもを注意することが多くなると思いますよ。子どももお母さんにま
> た注意されたら，イラッときて手を出すという悪循環になっていたと思うんです。

　看護師は，子どもが家族からどのような影響を受けてきたのか，また，
現在受けているのかを知ることは，子どもを全人的に理解するために不可
欠であると考えていたようだ。さらに，子どもへの支援同様に，家族へも
支援が必要であることはいうまでもなく，多くの看護師が家族にも看護ケ
アを提供する必要があることを認識していた。

自分とのかかわりのなかで子どもを知っていく

　子どもを複数の側面でとらえるという視点をもちつつ，自分とのかかわ
りに対する子どもの反応から，問題行動の奥に隠された子どもの本質的な
問題を把握するために有用な情報をつかんでいく。入院時やほかのスタッ
フからの情報，実際に自分が子どもとかかわった感触から，看護師はなん
らかの「気がかり」を感じる。
　この「気がかり」をもてるかどうか，何に「気がかり」を感じるかという
ことが，まさに児童・思春期精神科看護の専門性といえる。なぜなら，「気
がかり」をもとに，子どもと実際にかかわることで，有用な情報を戦略的
に得ることができるからである。どんな「気がかり」を感じるかは，いつ，
どこで，どのように子どもとかかわるかという看護の実際に影響を与え

る。看護師は，自分の「気がかり」を追求することで，問題行動に隠された子どもの本質的な問題に迫ろうとしていた。

　まず，入院にいたる経緯に関して「気がかり」を感じる看護師が多く，入院してきた理由を子どもに聞くというケアが実施される。次に，子どもそれぞれの個別の状況から感じる「気がかり」に関して，看護師は自分なりの仮説をもったうえで，子どもとのかかわりをもつ。こうして，自分とのかかわりのなかで，戦略的に得た情報はカルテの情報に肉づけされる。

1. 入院してきた理由を聞く

　入院にいたる経緯に関して，入院時のカルテ情報や申し送りから把握できる情報は限られている。入院してきた背景に関して，「気がかり」を感じる看護師は多い。なぜ入院せねばならなかったのか，入院治療に家族はどのような効果を期待しているのか，医師はどのような治療をしようとしているのか，子どもは入院を受け入れているのか，といった疑問をどの子どもに対しても共通して最初に抱く。そこで，入院してきた理由を子どもに聞くことで，入院目的と関連した重要な情報を得ようとしていた。

> 　入院しなければいけなくなった経緯や，自分がどうしてここに来たかという問題意識をもっているかどうかを，かかわりのなかでチラッと確認してみるんです。「強迫症状で入院してきました」と朝に申し送りがあって，そんなに深い情報はないんです。「強迫で」ってことだったけど，どうして入院してきたのかな，どれぐらい自分のことを見つめられているのかなって私としても気になったので，「どうして入院することになったんだろうね」って聞いてみました。

2. 仮説をもってかかわる

　カルテやほかのスタッフからの情報，実際に自分が子どもとかかわった感触をとおして，子どもの個別的な状況から，看護師はそれぞれの「気がかり」を感じる。個別的な「気がかり」をもとに，看護師は自分なりの仮説をもったうえで，子どもとのかかわりをもつ。

　仮説をもってかかわるということは，児童・思春期精神科看護において，中核的な概念である。「気がかり」をもてるかどうか，何に「気がかり」

を感じるかということが，児童・思春期精神科看護の専門性であると同時
に，「気がかり」をもとにどのように仮説を立てるかということも，児童・
思春期精神科看護の専門性といえる。

　成人を対象とした精神科看護の場合，疾患別の看護ケアについての情報
や経験が病棟に蓄積されており，スタンダードな看護を採用することでう
まくいくことが多い。一方で，子どもを対象とした精神科看護の場合，確
定診断がされる前の状態であったり，診断がついていても特徴的な症状が
見られにくかったりする場合も少なくない。また，子どもの成長発達に伴
って，再入院であっても前回の入院とまったく違う個性が見られることも
普通にある。そのため，児童・思春期精神科看護においては，子どもとの
かかわりのなかで意味ある仮説を導き出して，積極的に子どもを知ってい
くことが極めて重要なのである。成人の精神科病棟での勤務経験ももって
いる看護師は次のように語った。

> 　児童はまだ診断が確定する前や，普通に見えるお子さんもけっこういますよね。
> 成人の精神科だと，診断が出ていて，薬などの先生の治療方針も出ているし，疾
> 患に応じた対応をしたらあてはまる部分が多いと思うのですけど，やっぱりこち
> ら（児童・思春期）だと“統合失調症疑い”ぐらいの診断になってしまうので，微
> 妙な対応になってしまいます。一応，統合失調症のような対応をしながら，でも，
> なんか違うよねと言いながら，どうなのかなって言っているうちに，退院してい
> ったお子さんもいました。

　児童・思春期精神科看護では，子どもの強み，言動の裏にある意味，家
族の影響に着目することで感じた「気がかり」をもとに，仮説を立ててみ
る。仮説とは，子どもの問題行動の奥にはおそらくこうした背景があるの
だろう，子どもの言動には，おそらくこんな意味があるのだろうという見
立てをすることである。そして，仮説をもって子どもを観察し，仮説を確
かめるために子どもとかかわってみる。

> 　「この子はこういうことが言いたいんじゃないのかな」と思いながら，言葉にし
> てあげるために少し誘導することもあります。「こういう気持ちだったの？　ああ

いう気持ちだったの？」とか，「イライラだけじゃなくって，この日悲しかったのかな？」とか。「さびしかったのかな？」とか。いろんな仮説が，多分あると思うんです。「この前の外泊でお母さんとケンカしたことが原因なの？」とかいろいろ聞いて話をしていくなかで，その子の反応で「ああ，こういうことだったのかな」ってわかるときがあります。

　ある看護師は，子どもとかかわるときに，常に仮説をもっているということを以下のように説明した。

　　その子の情報はね，けっこういろんな場面が頭のなかぐるぐる回るから，こういうことがあったからこんなふうな考え方なのかなって気づくことはあります。それで，こういう子だから，こういうかかわりをしようってなりますよね。

　仮説をもってかかわった結果を検証することで，子どもの新しい側面を発見することができる。仮説は絶えず検証され，新しい仮説を導き出す。仮説をもってかかわること，仮説を検証すること，新しい仮説を立てることをくり返すことで，子どもの言動に隠れた本質的な問題に近づくことができるのである。

3. カルテの情報に肉づけする

　ある看護師は，入院時のカルテ情報にとらわれてしまうと，子どもの本来の姿を見失ってしまう危険性について言及した。そして，自分とのかかわりのなかでカルテの情報に枝葉がつき，肉づけされていくと語られた。

　　生育歴や現病歴が最初にくるけれども，まず，患者さんを見るんですよ。患者さんを見てから，後から生育歴を見る場合があるんですね。ある程度の情報は知ってるけど，それにとらわれてしまうと，かえって見えなくなってくる部分があるので，実際にかかわりながら，あらためてどうだったのかなって考えるんです。
　　だって入院するときの外来でとる生育歴なんて本当に簡単なものじゃないですか。やっぱり入院してみてかかわりながら，埋め尽くされていくので，最初のカルテの情報だと見えてこない部分が多いですもんね。ただどこの学校卒業してそ

れからどんなことして，どこで治療してっていうぐらいの情報だと，結局患者さん自体が見えてこないじゃないですか。患者さんの問題はなんで，どうしてこんな状態なのかという深いところが見えない。子どもにかかわることで，情報に枝葉がついていって，肉づけされていく。

情報を統合し本質を見極める

　子どもの複数の側面をとらえることで得られた情報も，自分とのかかわりのなかで新たに知った情報も，看護師のなかで統合される必要がある。からみ合い，重なり合った情報を統合しなければ，何が本質的な問題かを見極めることはできない。看護師は，得られた情報を統合し本質を見極めるために，全体と一部をバランスよく見ること，長期的な視点に立つこと，主訴とのつながりを明らかにすることを行う。そして，最後にほかのスタッフの意見を組み込むことで，自分のアセスメントの妥当性を確認したり，ほかの可能性に気づいたりする。こうした作業をくり返すなかで，看護師は何が子どもにとって本質的な問題かを把握することができる。
　しかし，情報を統合し本質を見極めることは容易ではないということを複数の看護師が語っていた。

> 　難しいというか，「これだ」とはっきりするものが1つ出てくれればいいけど，問題っていくつか重なって，からみ合ってると思うの。だからそのなかのどれがメインなのかを見極めていくのも，私たちの役目だって思うけどね。難しいね。

1. 全体を見て，一部を見る

　看護師は，子どもに関する情報1つ1つが全体のなかでどのように位置づけられるかをアセスメントしていた。得られた情報を統合し本質を見極めるためには，全体と一部をバランスよく見ることが必要となる。得られる情報は断片的で部分的であることも多く，一部だけを見ていては，子どもを理解できないという点について，ある看護師は以下のように語った。

> 　すべてを見て「こういう子なんだ」という理解になりますよね，1つだけ見てい

てはまったく理解ができないので，その子を見るにしても，言語的なものだけ見ていても無理ですよね。そうすると（暴力のある子でも）その人を1人の人間としてとらえようとするときに，一部だけを見るんじゃなくて全体を見て，そのなかの暴力というところだと思うのです。つまり，一部では考えないですね。

病棟での看護においては，子どもを患者，つまり疾患をもった人としてとらえがちになる。しかし，看護師は，子どもの人間全体のなかに，疾患という病的な側面がどのように位置づけられ，どのような言動として表出されているのかを知ろうとする。インタビュー調査時に，ほかの診療科に異動していた看護師は，児童・思春期精神科病棟での看護を振り返り，子どもの人間全体をとらえることの重要性について，以下のように語った。

> その患者さんのもってる疾患うんぬんだけじゃなくて，その子の背景から何かいろんなことを考えて，その子の人間全体を見て看護ができたっていうのが，自分としてはすごく有意義な看護ができてたなと思うところなんです。

2. 長期的な視点に立つ

本質的な問題を見極めるために，長期的な視点に立って子どもをアセスメントすることも必要である。いまおかれている子どもの状況だけでなく，退院後の地域生活や子どもの将来を見すえたうえで，看護師は，いまの入院している子どもに対して看護師として何ができるかを考える。

> この子の10年先，20年先を考えて，じゃあいま何をしてあげたらいいんだろうっていうかかわりをしています。（子どものなかには）いまの問題をこのまま放置しておいたら，おそらく10年後には犯罪者となって世の中に名前が出てしまうだろうって思わせてしまうような，すごい問題行動を起こしてる子もいるので，じゃあそうならないために，いまこの子には何をしてあげたらいいんだろうって考えるんです。
>
> それで，いちばん重要なのはここの所を修正してあげることで，それによって，ほかのことも軽減してくると思われるっていうアセスメントがあったら，じゃあここにポイントをおいてケアをしていこうと，決めてかかわっていけますよね。

3. 主訴とのつながりを明らかにする

からみ合い，重なり合った情報を統合するときの道しるべとなるのが，子どもが入院にいたった主訴である。看護師は，どうして入院しなければならなかったのかに立ち返って，情報を整理し直す。そして，入院にいたった本質的な問題に対してアプローチしようと考える。

> 不安を表出できるようになったら，そもそもなんで入院してきたかというころに戻って考えると思うんです。その不安が入院してきた原因のどこにあるのか，まずは入院してきた原因を解決していくことがいちばんなので，そこのどこにつながっているのかを考えて，ここでつながっているのなら，そこにポイントをあてて，かかわることができますよね。

4. ほかのスタッフの意見を組み込む

全体と一部をバランスよく見ること，長期的な視点に立つこと，主訴とのつながりを明らかにすることで，看護師は，言動の奥にある本質的な問題にあたりをつけていた。

児童・思春期精神科病棟では，看護師だけでなく他職種も含めたチームで子どもの治療を行う。ほかのスタッフもそれぞれが，それぞれの視点で「気がかり」や「仮説」をもって子どもとかかわることになる。子どもを理解するときに，看護師が得意とする側面もあれば，心理職や医師，ケースワーカーなどの他職種も，それぞれの専門性にそって得意とする側面がある。子どもにかかわるすべてのスタッフが，カンファレンスなどをとおして自分の考えを述べ，情報を共有することは，子どもの本質的な問題を理解するためにたいへん重要である。

> その子たちのいままでの生活背景や心理検査の結果，ドクターのアセスメントを総合しながら，こういう背景があるんではないだろうかということを考えていくために，みんなで意見を出し合ってるんだと思うんです。

言動の奥にある本質的な問題とは

　言動の奥にある本質的な問題とはいったい何なのだろうか？　熟練看護師のインタビュー調査から，「基本的信頼感や安心感が育まれていないこと」「自己否定感が強いこと」「コミュニケーション能力や自己表現力が乏しいこと」の3つが言動の奥にある本質的な問題としてあげられた。

　実際に，児童・思春期精神科病棟に入院している子どもの多くが，これらになんらかの課題があり，その結果として暴力，暴言，自傷，著しいこだわり行動などの問題行動を起こしていた。基本的信頼感や安心感が育まれず，強い自己否定感を抱くようになった背景には，親からの愛情を十分受けることができていなかったり，他人に認められるという経験が乏しかったりすることが考えられる。また，コミュニケーション能力や自己表現力に乏しいことの原因として，疾患の特性で元来能力が低い場合や養育環境・学校環境に問題があり，他者との相互作用が学習されていない場合などが考えられる。

　学童期に，子どもは子ども同士のつきあいや大人とのかかわりをとおして，「生きることを楽しむ力，大切な存在を信じ愛する力，自分自身を大切にする力といった，生きることの根本を支える力」を獲得していく[2]。そのためには，幼児期までに特別な大人との「基本的信頼感」を身につけていなければならない。児童・思春期精神科病棟での入院生活のなかで，子どもの「基本的信頼感」を育み，愛情ある相互作用をとおして適切で豊かな自己表現力を身につけさせることは可能なのだろうか。また，それは看護師にできることなのだろうか。

　しかし，多くの看護師が，表出された問題行動の対処のみを行っていたのでは，変化を起こせないことを実感として感じている。しかも，熟練看護師のなかには，把握するのさえ難しい言動の奥にある，本質的な子どもの問題に踏み込み，解決を試みようとしている人もいるのである。

〈引用・参考文献〉
1）チャールズ・A・ラップ，リチャード・J・ゴスチャ，田中英樹監訳：
　　ストレングスモデル　第3版—リカバリー志向の精神保健福祉サービス．

　金剛出版, 2014.

2）岡田尊司：子どもの「心の病」を知る―児童期・青年期とどう向き合う
　か. PHP研究所, p.115, 2005.

［事例］チームで支えあい，患児とともに成長する組織へ

鈴木千穂（長野県立こころの医療センター駒ヶ根）

精神科病院のなかの児童病棟

　長野県立こころの医療センター駒ヶ根（以下，当院）は精神科単科の病院で，129床とコンパクトな病床サイズでありながら，救急病棟，総合治療病棟（医療観察法を含む），依存症病棟，児童精神科病棟の4つの病棟がある。児童精神科病棟（以下，病棟）は，保護室2床を含む計15床の男女混合閉鎖病棟で，入院治療は中学生以下を対象にしている。医師，看護師，精神保健福祉士，心理士，作業療法士，学校教員などのスタッフで構成されている。県内ではじめてとなる児童精神科専門病棟が開設され，9年経過した。

　患児を理解して対応するには，基礎知識だけでなく実際に自分が場数を踏み経験しないとわからない部分も大きく，日常的に子どもと交流する経験をとおして，会話や生活のなかから患児にとって大切な出来事に焦点をあて，それに対して介入が必要となるタイミングもわかってくるように思う。その日その日に起きる出来事に，踏み込んだほうがいいか，様子を見つつ介入時期を見据えて経過を観察したほうがいいかと，その場の判断を踏まえた意図的なアプローチが要求されるため，さまざまな反応を見せる患児を前に試行錯誤の日々は続いている。

　当院の児童病棟ではプライマリーナーシングとチームナーシングを組み合わせた看護方式をとっている。プライマリーナース（以下，PNS）とアソシエイトナース，副看護師長が，1つの受け持ち看護チームを構成し，役割意識をもって患児と家族にかかわっている。看護師は，入院治療の日常生活支援の中心的な役割を担っているが，児童思春期精神科看護は，看護師を養成する教育過程でほとんど取り上げられていないため，多くの看護師はその役割や専門性を詳しく知る機会もない。当院では，異動したス

64

タッフや新人職員に対して，児童精神科（看護）についての専門知識やスキルアップのための研修や指導はないままに，児童精神科看護師としてのかかわりが始まる。病棟間異動は，おおよそ4年ごとにあるため，知識やスキルが整わないまま配属となる。精神科経験がある看護師でも，児童の発達・成長過程に特徴的な心理・行動特性によって見せるさまざまな患児の態度や反応の意味がわからず，対応することが困難な状況がある。

チームの停滞がみられる

　児童病棟ができて4年経過したころ，病棟医が交代し，治療の内容や患者層も大きく変わった。スタッフはこれまでの経験から獲得したスキルや持ち味を土台にして，病棟医の治療環境・観点に順応していった。さらに，病棟師長の交代も計4回あり，管理者がどこに重点をおくかで変更もあったが，師長より児童思春期看護の経験の長い病棟メンバーから口伝えで聞く“これまでのやり方”にそうものも多くあったように思う。
　治療が暗礁に乗りあげると，受け持ち看護チームやPNSの責任が追及され，そのことでPNSが負担を感じたり，前述のような「これまでのやり方」が基準とされることで，経験が少ないスタッフが意見を言えない雰囲気もみられた。このように，個々のスタッフが思ったことを発言したり行動することができないと，タイミングよく介入したほうがいい場面でも「PNSが来てから……」「チームの方針を確認して」と判断が先送りされることもあった。この間，看護師が患児とのかかわりに手ごたえや根拠を感じられず，お互いのケアを認めて支え合う余裕もなかったように思う。

事例を通じてあらためて気づくチームにとって必要なこと

1) 入院までの経緯
　以下に紹介するすさまじい暴言と暴力により対応が困難であった事例は，チームとしてのあり方を再検討する機会となり，何よりチームを構成するメンバー間での意識の共有や医療者側の感情の処理が重要だと気づかされた。私はこの事例をPNSとして担当していた。

康太くん（小学校高学年），自閉症スペクトラム障害の男児。母，兄と3人で暮らしていた。康太くんの幼少期には両親のケンカが絶えず，父親は康太くんに対しても乱暴な対応をしていた。両親は6歳のときに離婚。乳幼児期はかんしゃくをよく起こして叩く・蹴る・嚙むなどの行為があった。保育園では，服を破いて泣いて何も言えなくなったり，友だちとのトラブルが絶えなかった。康太くんはこだわりが強く，自分の思ったとおりにならないと激しいパニックとなり，小学校入学後は，パニックを起こすことが増え，病院受診を開始した。支援学級に籍を移し通級できていた時期もあったが，担任が変わってからはまったく学校に行けなくなった。思うようにいかないと大声をあげ，物にあたり母親への暴力が激しくなった。自殺未遂や家庭内暴力の激しさに家族が耐えがたく，当院へ入院することになった。

2) 個別的なかかわりを進めるが

入院生活は，多種多様な人とのかかわり，同世代との共同生活，生活の制限や制約に不穏になることが多く，衝突をくり返した。看護師は，康太くんが病棟生活に早く慣れるために，康太くんの得意なことを話題にしたり遊びにとり入れ，かかわりの糸口を模索していた。安全で安心した環境のなかでの看護師と一対一の個別的なかかわりを康太くんに提供することで，康太くんの気持ちが表出してくることを期待したのである。

康太くんは，遊びの時間は予定どおりにすることにこだわり，予定の変更を受け入れることは苦手であったが，看護師から誘われると，これまで経験したことがない遊びについても，まずは受け入れて一緒に遊んだ。これまで家族以外の人と交流した経験が少ない康太くんにとって，看護師との遊びやさまざまな生活場面でのかかわりは，楽しそうな振る舞いを見せる一方で，康太くんの緊張や不安は高まっていった。人とのかかわりそのものが，康太くんにとって侵襲的となっていたのだ。その結果，ついに鬱積した感情が爆発した。特に今後の処遇や治療についての話題になると威圧的で攻撃的な態度となり，話ができなくなった。

3) 治療の枠組みが崩れかける

　康太くんは，入院治療の目的を理解できずにいたため，課題のステップアップを提示して，目標が達成すると行動拡大していくという見とおしを共有することにした。しかし，そのことがかえって康太くんを追いつめた。課題の目標を100％できなければならないという考えにとらわれ，評価を気にして，相手にできたかできないかの返事を強要し，その答えに固執した。暴力や暴言は日に日に激しくなり，自分の顔を痣ができるまで殴るといった攻撃が自分に向くようになり，医師の指示のもと，一時的に身体拘束をした。

　康太くんとの交流をとおして，その微妙な距離感や介入どころのさじ加減を私やチームは肌で感じとりはしたが，アプローチのコツまでは体得できず，康太くんの怒りが収まりかけているときに対応したことがまた刺激となり，怒りを再燃させることもたびたびあった。暴力ではない形で康太くんが自分の感情を表現できることが個別的なかかわりの目的であったが，攻撃の手が緩むこともなかった。そのため，看護師は極力怒らせないようにするために康太くんの要求に応じてかかわったり，過度に機嫌をうかがったり，康太くんが過剰に反応する話題を避けることが多くなってきた。こうした対応により，治療の枠組みは崩れていった。

4) 困難な状況のなかで

　こうした状況のなかで，康太くんへのかかわりに抵抗を示す看護師が増えていった。看護師は，衝突を避けたいと思う気持ちから，その場しのぎの返事やあいまいな対応をして，ズルズルと要求を受け入れていった。治療の枠組みは崩れ，康太くんは「あの人はいいって言っ

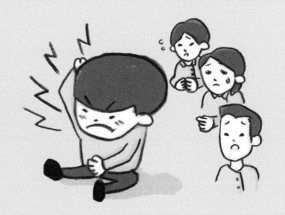

たのに！」と，スタッフごとの異なる対応に抵抗が強くなっていき，その対応に追われ，治療の進展が見出せなくなっていた。私は，スタッフから「なんとかならないのか」という圧力と，康太くんから「なんとかしろよ」とお茶を投げられたり怒鳴りつけられたりする日々に無力感を抱いていた。

　康太くんは好きな作業に没頭していたほうが新たな衝突が避けられることから，看護師は作業が滞りなく進むように先回りして準備を整えるなど，過剰な手伝いをするようになっていた。ユニット折り紙に取り組んだときには，康太くんは見栄えがいい難易度の高い作品を選び，さらにていねいにつくらないと気が済まないため，ほとんどの工程を看護師が代わってつくるようになっていた。お互いに楽しむための作業の時間が苦痛となっていたのだが，それを苦痛であることを言えない雰囲気もあった。

　康太くんとのかかわりについて，することとしないことの線引きを決めた対応が望ましいという意見は出ていたが，実際の激しい攻撃の前では太刀打ちできず，その場その場で各自に対応や判断が任され，悪い展開のイメージしか抱けなくなっていた。

5) 康太くんの気持ちが垣間見えるも

　康太くんは荷物と一緒に収納してある本が気になり，着替えを選ぶにも時間がかかることがあった。対応するスタッフは，それが荷物を選ぶのに時間をかけてスタッフを困らせようとする態度にも見え，さらに「着替えがない」と言うその言葉が威圧的であり，かつスタッフに物を投げてくるため，一緒に荷物を選ぶことができなくなっていた。その日の夜，この出来事について康太くんは私に，「着替えがなくて困っているうちに急かされ，（自分の大事な）レゴを落としてしまった」「『見下さないと見下されちゃう』という気持ちになって攻撃した」と話してくれた。さらに，「看護師じゃなくて，ロボットが来ればいいのに。そうすれば怒鳴ってもあっちもなんにも言わないし」と人とかかわることを求めているものの，かかわることで自分が傷つくことを避けたい気持ちも漏らしていた。

　一見して些細なように思えるが，康太くんにとっては大きなつまずきであり，その孤独感や挫折感，途方もない苦しさに触れ，私も言葉を詰まら

せる場面であった。対策についてそのときに提案しても康太くんの混乱を招くだけであり，その場では康太くんが吐き出す言葉を受けとめるにとどめ，後日，荷物整理を一緒にすることにした。康太くんの苦しみは少しずつ理解していったものの，康太くんの激しい攻撃の対応にしり込みするスタッフの反応は当然であり，お互いが安全に接し合えるような，現実的な落としどころを見つけられずにいた。

治療枠組みの見直し

　これまでの経過で観察してきた康太くんの特性をもう一度アセスメントし，どのようにアプローチするとうまくいくのか，引き金となっていることは何か，よくなっていることはあるのか多職種チームで見直し評価した。康太くんは生育過程のなかで「守ってもらえる感覚」が経験できず，さらに自閉傾向である特性が安定した関係づくりに影響を与えていた。感情の反射（言葉の確認）をしてくれる存在がなく，人だけでなく世の中のものすべてを脅威となっているのだろうという見立ては，康太くんの緊張や繊細さにある背景の理解を促した。看護師との一対一でのかかわりは対人関係の安定をめざしたものであったが，経験したことのない遊びや人との交流は康太くんにとっては予測不可能なもので，遊ぶという余裕をもてなかったのではないか。病棟メンバーのなかには，康太くんから絶交の宣言を受けてまったく交流できないスタッフ，怒らせないようにと緊張しながら対応するスタッフがいたりと，安心して交流できる特定のスタッフはいないということも共有した。ただ，そうした状況に

おいても，スタッフの意見を受け入れたり，スタッフを頼ったり，相手の行動を許すことができるようになったなど，康太くんの行動の変化などを発見・評価できることもあった。

　いま一度，康太くんの対応について，怒らせないようにして過度に合わせるのではなく，怒ったときにはお互いの安全のためにその場を離れる，「落ちついたら戻ってくる」と伝える，対応する人や話題を変える，愚痴を聞く場をもつなどいくつかの方法を共有した。さらに，危険がないような体制・枠組みの構築のために，康太くんもスタッフもお互いに安心してかかわれる環境について検討した。「攻撃的になったときもスタッフが2人いると切り替えがしやすかった」「1人で対応するより複数だと負担が少ない」「生活支援にかかわらない（衝突の話題から一歩引いて対応していた）精神保健福祉士（PSW：Psychiatric Social Worker）や臨床心理士（CP：Clinical Psychologist），作業療法士（OT：Occupational Therapist），（主治医以外の）医師がいると態度が軟化する」などの意見を，時にはスタッフステーションでの個人的なつぶやきも拾い上げ，スタッフの意見として取りまとめた。

　そうした過程を経て，ようやく個々のスタッフが抱える心配やチームに生じている力動をとらえられるようになり，病棟の環境とチームができる支援が具体化した。二者間では緊張も高まるため，看護師と多職種（医師・PSW・CP）がペアとなり3人で過ごす時間をもつことにした。まずは対応可能なスケジュールを調整し，直接かかわりをもつスタッフはもちろん，当日勤務するすべてのスタッフが周知して実践できるように情報共有し，その時間は人手が手薄になったり，暴力があったときには応援要請することも考えられるため，対応可能なようにほかの業務の調整を求めた。この時間は康太くんも気に入り，康太くんにもスタッフもお互いに楽しめ，さらに安心・安全であるという経験を積み，「うまくやれる」という実感が積み重なり，一緒にできる作業もおのずと増えていった。振り返って考えると，些細ではあるが気になったことを話題につきあってくれ，一緒に悩み，感情を吐き出させてくれ，支えてくれるメンバーがいることで，私自身が困難な状況を乗り越えられたような場面が多い。

　その後も康太くんの要求は次々と移り変わり，その時々では落としどこ

ろのつけ方に悩んだりもしたが，「自宅を安心した環境に整え，自宅に支
援者の訪問を受け入れた生活ができること」という治療方針のもと，一歩
ずつではあるが，自宅での生活への道筋を思い描くことができていった。

まとめ

　今回の事例のように，時間と人数をかけた対応が可能となったのは，小
規模な病棟でありながら，多職種が個別的にかかわれたこと，その時々の
かかわりの意味をチームが共有する機会をもち，康太くんにかかわるスタ
ッフがある程度同じ方向性をもてたことが大きかった。PNSとして失敗と
後悔の連続であり，康太くんとともに行き詰まることも多かったが，些細
なことを話題にできる同僚の存在によって支えられた。一緒に悩み，ただ
話につきあってくれた時間が，無力であることを受けとめながらかかわり
続けることができ，介入の糸口を見つけることにつながったのだと思う。
　患児の理解のための専門的な知識が，看護師自身が抱えている気持ちの
切り替えに役立つかといえば，必ずしもそうではない。患児と日々向き合
い続けることは，気苦労や緊張，感情が揺さぶられることの連続である。
そのため，自分の全人格をもって，対象といわば"体当たり"しながら関
係をつくっていくことになる。それが精神科看護のやりがいであり魅力で
あると思うが，とはいえ，気持ちを切り替えるには，看護師自身に起きて
いる感情に気づき，チームに受けとめてもらうことや，溜まっている感情
を吐き出すことなどによる適切な感情の処理が必要だ。私自身もそうした
感情を受けとめられる存在となれるように，引き続き奮闘していきたい。

病棟師長としての経験から
―子どもにとっても看護師にとっても安全な場を

倉田みゆき (三重県立子ども心身発達医療センター)

　児童・思春期病棟は,「治療をする場」であるとともに,「育ちを支える場」でもある。

　病棟は,子どもにとって安全で,安心な居場所であること,またそこで働く看護師にとっても守られる環境であることが必要となる。病棟管理者にはその環境を整える役割があり,それによって自身も管理者として育つと感じる。

　管理者をしていると,担当看護師とは違う意味で退院してからの状況が気になる子どもがいる。

　その例としてもも子さんへの支援を紹介する。私が病棟師長をして4年目,もも子さんはすさまじい虐待を受け,心肺停止後,蘇生し,入院してきた。入院後しばらくすると,ほかの子どもを巻き込み,集団で万引きをした。パンを盗み,おやつの時間に他児と一緒に食べていたところを見かけた看護師が,もも子さんに万引きの有無について確認した。もも子さんは万引きしたことをあっさり認め,私と一緒に万引きした店へ謝罪に行った。その後も病棟全体の治療に影響を及ぼす言動が多々あった。

　そのもも子さんが,一緒に万引きした子の診察に付き添い来院し,5年後再会する機会があった。入院していたときの表情とは違い,とても穏やかであった。2人で話をしていると,「万引きしたことあったよね」と,そのときの状況を話しだした。「あのときは,一緒に謝罪に行ってくれてありがとう」とももも子さんから言われ「毎日が刺激的だったね。でも楽しい毎日だったよ」と返しつつ,私はそのときの状況を思い出していた。

　入院治療は子どもの育ちを支える場でもある。もも子さんが万引きをした背景を振り返り,今後外出時にどのように対応をしたらよいかを考え,評価

した。外出を中止するのではなく，見守りながら外出をくり返した。その方針に対し看護師に反発があったが，少しずつ受け入れられるようになった。外出前には，私自身が大丈夫かと不安を感じながら，帰ってきたときには何の問題もなかったことに安心した記憶がある。もも子さんとともに一緒に付き添った看護師へも私自身が子育てをする親の心境のようだった。万引きをくり返さないように，もも子さんはもちろんのこと，付き添った看護師も守らなければいけない。退院して何年か経ったときに，もも子さんからの「ありがとう」の言葉の重みを感じた。万引きというリスクは起きたが，もも子さんと向き合い乗り越えたことはもも子さんの育ちを支えたことにつながった。また管理者としての覚悟も意識させてもらった経験でもあった。

　遊びや集団療育活動のなかで子どもが怪我をすることもある。そのつど家族へ謝罪するが，管理体制を問われることもあり，振り返って自分を責め，落ち込むこともある。そのときは，リスクを病棟や病院全体で共有し，遊びや集団療育活動の内容はどうだったのか，職員の体制はどうだったのか，場所はどうだったのかなどを検討しあう。家族が心配している心境を受けとめ，怪我の状態や子どもの様子を毎日連絡する。そうして，家族にとっても治療を任せられるとの信頼を回復していく。遊びや集団療育活動のマネジメント，怪我をした子どもやその家族への対応が重要となる。当然のことであるが，活動に慣れ，あたりまえのように行われているときがいちばんリスクを生じやすい。

　病棟では，看護師のリスク感性を育てるために，毎朝のカンファレンスでKYT（危険予知トレーニング）を取り入れ，安全に子どもを看護できる視点を養い，リスク意識を高めている。病棟の安全文化を醸成していく役割も管理者に求められる。

　病棟を支えるのは管理者の役割であると覚悟をもつ反面，私自身も病棟の職員や病院組織に守られていると感じる。今後も子ども1人1人の育ちを踏まえた管理をしていきたいと思う。

③言動の奥にある本質的な問題に踏み込む

- □ 入院目標を再設定する
- □ 子どもの気持ちを受け入れる
- □ 気持ちの言語化を助ける
- □ 肯定的なフィードバックをする
- □ 子どもを本気にさせる

本質的な問題に踏み込むために

　子どもの言動の奥にある本質的な問題を把握することができたとして，看護師は，その解決に向けて介入しているのだろうか。この疑問に対して，ある看護師は迷うことなく以下のように答えた。

> 　表面に出ている問題行動には，必ずそれにいたる原因があるわけだから，やっぱりそこをわかっていかないと，探っていかないといけない。それで，根底のものを改善していかないと，表面的な問題も改善していかないだろうって思うんだよね。じゃあ，入院中だけ我慢すればいいっていうことになっちゃうじゃない？「入院中だけ我慢してます」っていうわけではないと思うから，絶対。そこの裏にある問題には，介入していかないといけない。そこを見つけていかなきゃいけないと思う。

　では，言動の奥にある本質的な問題に踏み込むとき，看護師は具体的にどのようなケアを提供しているか。病棟のルールとして統一した対応を求められる場面もあるが，子どもの特性やそのときの状況，さらには看護師の特性などによって柔軟な対応を必要とする場合がある。問題行動に隠れた子どもの本質的な課題を理解し，介入しようと試みるとき，1つの正解がそこにあるわけではない。そのため，言動の奥にある本質的な問題に踏み込むには，個別的で臨機応変な柔軟性のある看護が求められる。

　まず，把握された本質的な問題に焦点があたるように，「入院目標を再設定する」。そして，看護師は子どもそれぞれの問題に対して，「子どもの気持ちを受け入れる」「気持ちの言語化を助ける」「肯定的なフィードバックをする」というケアを行う。さらに，子どもの問題を解決するためには，子ども自身が主体的に取り組むことが求められる。つまり，「子どもを本気にさせる」ことが重要なのである。

　このようなケアをとおして，看護師は子どもの基本的信頼感を育み，適切で豊かな自己表現力を身につけさせようと試みている。

入院目標を再設定する

　本質的な問題がみえてくると，その問題に焦点があたるように，入院目標を再設定しなければならない。入院治療のゴールをどこに設定するか，看護師は子どもの入院にいたる経過を振り返り，病棟全体として，子どもに何ができるのかを考えて，もう一度入院目標を組み立てる必要がある。本質的な問題に焦点をあてて，入院目標を再設定する際には，子どもの人生のなかで，「何を優先するか」「どこまでを入院治療の役割とするか」「どこまで踏み込むか」については，他職種も含めて医療チームで検討する必要がある。言動の奥にある子どもの本質的な問題の解決に向けて，入院当初の目標を変更した経験について，ある看護師は以下のように語った。

　前に受け持っていた子は，強迫神経症の子なんだけど，食欲がとめられないということが本人の言う入院の目的だった。だけど，結局そうではなくて，食欲がなくなればすべての問題が解決するわけじゃないから，その食欲がとめられないのはどういったところからきているのかを掘り下げて，掘り下げて，根底にはどんなことがあるのかを本人にも意識させていかなきゃいけないということになって，入院の目的や目標は変わっていった。その子は，自分の気持ちの言語化が苦手で全然できない子だったから，嫌なことを「嫌」とか，自分が「こうしたい」「ああしたい」っていうのを言えるようになりましょう，というのが目標になった。困ってることを相談できるようになりましょうというのが，結局は根底にある問題への目標だった。

子どもの気持ちを受け入れる

　子どもの問題行動の背景には，基本的信頼感や安心感が育まれていないという要因があげられる。看護師は，そうした子どものつらさを受けとめ，いまの子どもを認めつつ，子どもに寄り添うことで，自分の気持ちが受け入れられているという実感をもたらそうとしていた。

1. 子どものつらさを受けとめる

　看護師は，子どもが感じているさびしさやつらさに気づき，その気持ちを受けとめようとする。ある看護師は，自宅でひとりぼっちだった小学生の男の子への退院支援を行い，1人でいるときの問題行動を防ぐための取り組みのなかで，子どものさびしさをしっかりと受けとめていた。

> 　母子家庭で母親が，夕方以降も仕事で家にいない子だったんです。退院に向けて，1人で自宅にいる時間を落ちついて過ごせるように，病棟で時間を決めてちぎり絵や千羽鶴などに取り組んでいたんですけど，「実は病院のほうが自宅よりもいいのだ」と言うんですよね。本音が聞けたように思いました。ここだと大人の職員さんもいるし，同年代の子どももいるし，学校に行ったら学校の先生もいるし。だから，これまで家でさびしい思いをしてたんだろうなって思いました。その子は小学生の男の子だったのですけれども，「やっぱりさびしかったんだよね」「お母さんに本当はいてほしいよね」という話をしました。さびしい気持ちをどうするかということが大切なんだと思いました。1つの作品（看護計画として実施された作品制作）を仕上げてお母さんに「はい，プレゼント」と言ってあげたらよろこばれるかな，自分も誰かのためにつくるのだと思えたら，少し励みになるのではないかという気持ちで，取り組む課題を工夫しました。

2. そのままの子どもを認める

　児童・思春期精神科病棟に入院してくる子どもは，成長発達上の問題を抱えていることも多い。教育的なかかわりによって，子どもの成長発達を促すのは看護師の重要な役割である。しかし，その一方で，子どもが入院環境を安心だと感じてもらうために，何もできていなくても，そのままの

子どもを肯定し，受け入れるということも看護師には求められている。

> 「どう？」「散歩に行こうよ」って，なるべくこちらから先に声をかけることで，「見てくれているな」「気にかけてもらってるんだな」という安心感をもってもらえたら，少しつらくてもその場にいられるのだろうと思います。「あなたのことは常に気にかけているんだから，普段の状態でもいいんだよ」というところを伝えたい。それが，次に一歩を踏み出すときの勇気になるだろうと思うんです。「本人の支えの1つになれたらと思って声をかけている人がいる」ということを感じてもらいたいと思っています。

　また，自己否定感が強い子どもに対して，子どもの存在を率直に認める言葉かけをしていることも語られた。

> 　虐待を受けていたため，里親さんのところでいま生活をしてるんです。本当は，里親さんのことが好きなんだけど，自分が（生みの親に）虐待されて裏切られたという思いがあるから，里親さんにも裏切られたらどうしようという思いもすごく強いんです。自分は生きてちゃいけない人間だとずっと思っていたみたいで，「なんでそんなふうに思うの？」「世の中，生きてちゃいけない人間なんかないんだよ」ってずっと言ってました。
> 　最初はどんなに言っても，「そんなことないもん」って言われてしまうだけだったんだけど，全然違う話なども一緒にしていくなかで，だんだんと変わってきたのか，「私，生きてていいんだなって思えてきた」って言ってもらえたんです。

3. 子どもに寄り添う

　「子どもに寄り添うことによって，子どもの気持ちを受け入れる」というケアを説明することは難しい。ただ，子どものそばにいるだけでは，寄り添うことにならない。ある看護師は，細やかな配慮を講じたうえで，意味をもってそばにいたという経験を語ってくれた。

> 　自分が触れる物がすべて汚く思えてしまうから身動きがとれない強迫性障害の子がいました。部屋からも出られずに1日中ずっと横になってる子だったんです。

その子の部屋に行ったとき，「自分が汚くて，きれいにすることもできないぐらいに気分も沈んでしまってる」と言われたので，何かあったのかなと思って，ベッドサイドに行って，最初はイスに座ったんですけど，イスに座るとベッドで寝ている子どもに対してどうしても上から目線になっちゃうので，床に座りました。

　そうすると，ちょうど目線が同じぐらいになって，私にとっても，話をしやすい感覚がありました。横に座って「どうしたの？」って聞くと，「自分が汚くて，でもいま，きれいにできるような気力もない」「ほほう」と言いながら，抑うつ的な気分みたいだったので，あまり会話も続かないけど，「きついね」って言いながら，きついときにずっと部屋に黙って1人でいるのもしんどいだろうし，さびしいだろうなと思いました。きついだろうけど1人で乗りきるよりも誰かと一緒にいたほうがいいし，誰かと一緒にいるという感覚がもてたらいいんだろうなと思ってそばに座っていました。

🔵 気持ちの言語化を助ける

　コミュニケーション能力や自己表現力が乏しいために，自分の感情を問題行動によって表出してしまう子どもは多い。子どもが自分の気持ちを言葉で伝える力をつけることは，他者と良好な関係を築くうえで不可欠な課題である。看護師は，子どもが話し始めるのを待つ，子どもが話しやすい雰囲気をつくる，聞く準備があることを伝える，"ながら話"のなかで悩みを聞く，子どもの気持ちを看護師が言語化する，などのケアをとおして，子どもが自分の気持ちを言語化するのを助けていた。

1．子どもが話し始めるのを待つ

　あえて，子どもが話し始めるのを待つという看護は，忍耐を要するかもしれない。ある看護師は，「待つ」というコミュニケーションについて，以下のように語った。

　「大丈夫？」など先に声をかけない。かけないでちょっと待ってみる。待ってみるというのもコミュニケーションの1つなんです。

2. 子どもが話しやすい雰囲気をつくる

　どんなことでも，できるだけ子どもの話を聞きたいと看護師は思っている。そして，子どもが話しやすい雰囲気をつくることにこころを配っている。ある看護師は，話しやすい雰囲気をつくり，子どもが言葉で自分のつらさを表出することによって，自傷行為を軽減できないかと考えていた。

　　特に，普段なかなか自分から先に言ってこないで，リストカットや自傷行為をしてからこちらに甘えてくることがある方は，先にこちらから行くことによって，そういった行動がなくても見ているし，気を向けてるんだよということを出しておきたい。ちょっとした，子どもたちから見てほしいっていうようなサインを出す前，そこに踏み込めたら，サインを出さなくても見てくれてる人はいるんだということが伝えられると思う。どうしても，まわりが困っちゃうようなサインばっかりなんで，まわりもそういったサインの出し方だとうまく受け入れきれない。リストカットしてきて「もうこんなにきついの」って言われると，やっぱりまわりもひいてしまうし，「うわっ」って思うので，そういった方法以外でもちゃんと見てくれてる人は見てるんだし，ほかの方法でサインを出してほしい。
　　たとえば，言葉で「さびしい」って言いにくるのもいいし，「ちょっと，いまきついんだけど，話できるかな」でもいいし，そういったサインってなかなか出しづらいので，常に出しやすい雰囲気をつくっている。

　また，話しやすい雰囲気をつくる方法として，口頭で話すのが苦手な子どもに対しては，紙に書かせたり，交換日記をしたりするということも語られた。

3. 聞く準備があることを伝える

　子どもが話しやすい雰囲気をつくることに加えて，もう少し積極的に話を聞く準備があることを伝えることもある。看護師は，自分が「あなたの話を聞きたい」と思っていること，子どもに関心をもっていること，どんな話でも受け入れる準備があることを伝えようとしている。

　　ある程度子どもとの関係性が深まってくれば，（私には自分の本当の気持ちを）

「言ってもいいんだよ」って，一声かけます。安心や保証を与えたうえで「あなたからいろんなことを投げかけられても，揺れたりぶれたりしないから大丈夫だよ」ということを，そこまではっきりは言いませんけど，「大丈夫だから言ってごらん」ということを子どもに伝えています。

4. "ながら話"のなかで悩みを聞く

面と向かってよりも，何かをしながらのほうが，子どもは自分の気持ちを話しやすい。看護師は，マッサージや散歩などをしながら，子どもがリラックスできる状況で，気持ちの言語化を促している。

> 就床前のかかわりとしてマッサージが看護計画にある子は，マッサージをしながら，「いま彼女がきっとこのことでつまってきてるんじゃないか」「睡眠状況はどうかな」「最近ちょっとダイエットしていて食べてないけど，どうなんだろうか」って気になることをズバッと聞いてみたりします。

> 歩きながら家族のことや学校のことを「いまどう？」「学校でもどう？」「まわりの子との関係はどう？」って話しました。何かの作業をしながら，歩きながらのほうが話しやすかったりするものなのでしょうか。この病棟の空間のなかよりは，やはり開放されたなかでといいますか，本人としても気が楽に悩みを話せたと思うのです。

5. 子どもの気持ちを看護師が言語化する

言葉で気持ちを伝えることが苦手な子どもに対して，看護師が子どもに代わって言語化することで，子どもの気持ちを表出させるということも行っている。

> 手が出たり，暴力したり，物を投げたりっていうのは，彼もやろうと思っての行動ではなかったりするのね。衝動的に手が出て，ご飯を投げてしまうことになったので，ちょっとした嫌なことがあると，食事もボーンって投げちゃって，投げた後に「食べたかった」って泣くのね。だから，ああ，食べたかったんだったらなんで投げたんだろうなって思って，「なんでそうなっちゃったの？」って聞いて

も，「わかんない」って最初は言ってた。

　嫌なことがあったっていうのはなんとなく感じるんだろうけど，彼の頭のなかに言葉のバリエーションとしてその原因がない。それが単語としてないから，食事を投げちゃう理由を聞いても彼のなかでも漠然としている感じで，ただ「わかんない」になる。ある程度イメージをもたせるために，「じゃあ，こうだった？ああだった？」ってこれとそれとそれでどれだったかなって具体的にこっちから話すの。

肯定的なフィードバックをする

　もっとも多く用いられていた肯定的なフィードバックは，「ほめる」ということである。ほめるというのは簡単なようで難しい。しかも，意図をもってほめてこそ，治療的な意味をもつ。看護師は，日常の子どもとのかかわりのなかで，ほめるという行為をしているだけでなく，子どもがほめられる機会を提供してもいる。自己否定感が強いことに対して，看護師は，自己効力感を高めるため，適切な行動を強化するため，自尊心を育むためといった目的をもって子どもに肯定的なフィードバックを行っている。

1．できる自分を感じさせる

　子どもに肯定的なフィードバックをする機会を提供するために，もっとも用いられていた方法が，「がんばり表」であった。ある看護師は，子どもが「がんばり表」をとおしてほめられることによって，「やればできるんだ」という自己効力感を感じられるような課題を設定していると話した。

　シールが貯められるような課題を考えます。まったく貯められなかったら，「こんなん無理だ！」ってなってしまうので，やる気をつなげるために，ある程度は達成感をもてる成功体験を積むことを目的にシール評価をする。もし，まったく貼れないような課題にして「えー！　こんなのダメだ」となったら意味がない。ちょっとやったらこんなにできるぞ，できたらほめられるんだと子どもが思ってくれたら，もう少しステップをあげて，ちょっとがんばってみようかなっていう気持ちになるでしょう。そしたら，徐々にレベルをあげていくと思いますね。

2. 適切な行動を強化する

　適切な行動を強化するためにも，肯定的なフィードバックをすることは有効である。児童・思春期精神科病棟に入院している子どもにとっては，「叱られる」という一般的には負の刺激となることであっても，他者とのかかわりをもてるという点で正の刺激となる場合が少なくない。そのため，「叱る」ことによる行動修正は，行きづまることも多い。そこで，看護師は，子どもが適切な行動をしたときに，十分ほめることで，問題行動を減らそうと考えた。

> 　基本的にうちの病棟は「ほめましょう」というスタンスでいるので，ちゃんとできるようになったときにはそこをきちんと評価してあげる。子どもを叱って行動修正させるのはやっぱり難しい。叱れば叱るほど子どもは，その叱ってもらってる間は，自分1人だけが構ってもらえてるっていうご褒美的な快の刺激にだんだんとなっていってしまうから，できるだけほめようとしています。それで，ほめて，ほめて，行動修正することで，叱られることも減ってくるということがあったので，できたことは本当に大げさなぐらいほめてましたね。

子どもを本気にさせる

　言動の奥にある子どもの本質的な問題に踏み込む際には，子どもを巻き込んでいかなければ効果は期待できない。子どもを本気にさせ，子どもと一緒に取り組んでこそ，根本的な問題への解決につながる。看護師は，子どもの本質的な問題はなんなのかを，子ども自身に理解させ，子どもが本気になるまで待ち，そして，どうすればよいのかを子どもと一緒に考えていく。それは，"子どもを信じて待つ"という忍耐のいるケアである。

1. 問題を子どもに理解させる

　言動の奥にある子どもの本質的な問題を看護師がつかめたとしても，子どもにそれを理解させるのは非常に難しい。ある看護師は，子どもに自分の問題の本質がどこにあるかを理解させることは難しいけれども，看護師として必要なケアであるということを以下のように語った。

> 本人にまったく問題意識がなかった場合は，やはりその問題意識をもってもら
> うところから始めていかなきゃいけない。（問題意識を）もってるんであれば，ど
> ういった問題意識かを具体的に聞いていくかかわりができる。本人にそれ（問題
> 行動の背景にある課題）を理解させるのはちょっと難しいかもしれない。時間は
> かかると思う。看護師が「根本的な問題はこれかな」と理解することよりも，そ
> れを本人に意識させたり，本人にあらためさせるというか，解決させるというこ
> とはすごく難しいと思う。

2. 子どもが本気になるまで待つ

　看護師が子どもにアドバイスをしても，子どもが本気で問題に取り組も
うとしなければ，解決につながらない。ある看護師は，子どもが本気にな
るまで待つというケアについて，以下のように語った。信じて待ってくれ
る看護師の存在自体が，子どもの癒しになるだろう。

> 「ずっとリストカットをしたいんだったらね，私がどんなに教えてもあなたが
> それをしたいと思ってる間は変えられないけど，あなたのなかで何か違うことを
> やりたいと思うんだったら，私は考えるよ」と言いながら，本人が違う方法を考
> えたいと思うときを待つ，そういうタイミングを待つ。本人の気持ちのなかで変
> えたいという思いがなければ，「じゃあ，これしたほうがいいよ」「あれやったほ
> うがいいよ」とどんなに提案しても変わらない。そのあたりが動機づけられるか
> は重要で，それまでは信じて待つんです。

3. 子どもと一緒に考える

　言動の奥にある本質的な問題について，どのように解決できるのかを，
看護師は子どもと一緒に考え，一緒に取り組んでいく。言語的コミュニケ
ーションが苦手で，自分の気持ちを表出することができず，食事中に嫌な
ことがあるとお皿を投げてしまうという子どもに対して，ある看護師は一
緒に考えることにより，適切な方法で気持ちを表出することを促していっ
た様子を語った。

全然ご飯を食べられないことがあって，「じゃあどうやったら，食べられるかな」と彼と話しあったの。彼も投げることには困っていたみたいだから。「おにぎりだったら食べられるかも」と言ってくれたから，「じゃあおにぎりやってみよう」と話しあいで決めて，そしたら，パクッと食べれて，「あ，食べられたね，よかったね」って言って。一緒に話しあって，彼のできることを考えて見つけられたのは，言葉で話しあって解決していくことを知ってもらう意味で，いいことだったのかなと思ってる。

問題に踏み込むための信頼関係

　子どもとの間に信頼関係がなければ，子どもの抱える本質的な問題に迫り，その問題解決のために子どもと一緒に取り組むことはできない。信頼関係ができてはじめて，本当の看護が始まるのだ。
　看護師との信頼関係ができ，病棟を安全な環境と認識できた子どもが，自分の抱える問題に対して一歩を踏み出そうとしたことについて，ある看護師は以下のように語った。

　きついときにはここでは誰かがそばに来てくれるという感覚をもてて，自分の病状から一歩を踏み出すことができるということですよね。心が強くなったというか，次のチャレンジに向かって一歩を，踏み出しやすくなったということでしょうか。

　親も子どもも，入院中にいい子の仮面を被ることなく，ありのままの自分を看護師にさらけだし本気で援助を求めてきて，はじめて看護師のケアが活かされる。これは前述の，「信頼関係ができてはじめて，本当の看護が始まる」ということとも一致する。つまり，ありのままの自分をさらけだすためには，看護師との間に信頼関係があってこそ可能となる。子どもからも親からも，安全な場所と認識される病院（病棟）であり，信頼される看護師であり，頼りにされる看護師であり，本気で助けを求められる看護師であることがケア以前に求められるのではないだろうか。

子どもにとって主治医や受け持ち看護師っていうのは，やっぱり特別な存在になってくる。それこそ注意されたり，怒られたりするんだけど，主治医や受け持ち看護師は，見捨てないで最後までかかわってくれる。最後までつきあってくれるということがわかれば，「あ，この人に注意されても，いまの僕は仕方ない」って，「ここが悪かったんだな」って自分の行動を振り返られるんだと思うのです。

本質的な問題の解決にかかる時間

本質的な問題の解決には時間がかかる。

入院当初は，子どもの問題行動が病棟内で現れないことも多い。まずは，子どもが病棟に慣れる必要があるため，問題がいくつか見えてくるまでに時間がかかる。

入院する前，家では，お父さんとお母さんを殴っちゃうから，ガムテープで手足をグルグルにされたり，自分から寝袋に入るくらい暴力がひどかったみたい。でも，入院した当初は家で言われているようなこともなくて，おとなしくて全然目立たない子だった。「ああ，思ったより楽な子でよかった」ぐらいに思ってた。ただ，それは外面で，最初はすごくがんばってお客様のようにおとなしくしてたんだろうね。それでも，最初のころでさえ，多くて2日に1回くらいの頻度で，やるときは目立つことをしてた。ご飯を待ってる列で近くにいた子を突然殴ったり，日記書いた後に，別の子を追いつめて鉛筆でブスブスって刺したり，前後関係なくやってしまう。

それが，2か月くらい経ったころから，抑えられないところがポツポツ出てきて，お薬を調整してるときに，ちょっと具合が悪くなっちゃって，そこからとまらなくなってしまったんだよね。ある日を境に，ご飯も普通に食べてたのに，ご飯を投げる，投げた後に人を殴るという感じになってしまって，もう個室から出せないような状態だよね。「トイレ」って言うから個室を開けると殴りかかってくる，そんな感じになってしまって。

そして，表出された問題が，子どもの全体のなかでどのような位置づけ

なのかを整理する。だが，本質的な課題を把握するには，さらに時間がかかる。子どもの親との関係の構築も必要なので，その関係づくりにも時間がかかる。こうして，ようやく問題行動の奥にある子どもの本質的な問題に踏み込むというところまでたどり着く。それでも，問題の解決策が容易にわかるわけでもない。そのため，時間は年単位でかかることもある。

> たとえば，「入院してきました。まず病棟の生活に慣れていただきましょう。それから学校に行ってもらいましょう。面会が1か月後に始まりました。面会のときに暴力がありました。それで，どうしましょう」と考察しながら，「ペアレントトレーニングしましょうか」ってなるのに，3か月，4か月ぐらいかかる子もいました。お母さんがお仕事されてると，その都合に合わせないといけませんから，ペアレントトレーニングも毎週はできなくて，月に2回ぐらいだったかな。そうやって，徐々にステップアップしていくので，1年ぐらいかかってしまうんです。

しかし，入院期間が長期化することによるデメリットも大きい。

> たしかに入院期間が長くなってくると，子どもにとってはとても安心できる場所で治療ができたという点ではいいと思うんですけど，地域に戻りづらくなると私は思うんです。やっぱり，いずれは地域に帰っていかないといけない，地域の学校に通わなきゃいけないという点では，（長期入院は）ハードルが高くなるかと思います。

本質的な問題に時間をかけることは，入院期間を短縮しようという時代の流れにもそぐわない。入院期間が長くなってしまってもいいのかというと，そういうわけでもない。入院期間は短くて，効果的であればそのほうがいい。入院が長期化すると地域での生活に戻るときに困難が生じる。看護師は，入院期間とのかねあいも考えなければならないのである。

病院に特別支援学校の分教室などが併設されており，入院時に転校手続きをとるようになっている施設では，比較的時間をかけて入院治療を行うことができる。しかし，そのような教育機関が併設されていない施設では，入院中は，学校教育を受けられなくなってしまうため，治療期間が短

くなりやすい。看護師は，入院中の学習のフォローも担うことになる。教育機関を併設していない施設に勤務していた看護師は，短い入院期間にどこまで介入するかは難しいと語った。

> 短い期間の入院なので，根本的な部分にどこまで介入できるかは難しい課題です。ただ暴れるというところだけを抑えて，暴れないようにする看護だと，解決にはならないと思うんですよね。本人のいろいろな考え方にまで介入してあげられるといちばんよいとは思うんです。でも，入院期間が限られているとなると，難しいですね。

問題に踏み込むための多職種連携

　入院期間が長い場合も短い場合も，いかに地域につなげていくかは非常に重要な課題である。地域へのスムーズな移行は，看護師だけで行えるものではない。多職種との連携が不可欠である。看護師が，子どもの本質的な問題に踏み込むとき，多職種と十分に連携できることがカギとなるようだ。

> 看護師として子どもにある深い根っこみたいなところにアプローチしようって思うと，看護だけでやってもあまり効果もないし，大変だから，「いまからこんなことをやるので，こういうふうにサポートしてほしい。こんなサポートが必要」と他職種に求めていく必要があると思う。看護が踏み込んでいいかどうかということに関しては，役割分担できるかどうかだと私は思うんです。たとえば，「看護は子どもを見ます」「先生は家族お願いね」や，地元校のことは「ワーカーさんお願いね」などです。そこの役割分担が明確にしてあって，それが共有できて，一緒のゴールに向かって行けるなら，看護が先頭を切って踏み出してもいいかなって私は思ってるんです。

本質的な問題のとらえ方の多様性

　子どもをどのようにとらえるかは，看護師の看護観や看護師自身の価値観，成育歴が影響を与える。スタッフ間でディスカッションを行うことは重要であるが，ほかのスタッフの意見を批判することは建設的ではない。さまざまな考えを受容し，理解したうえで自分のおかれている状況や自分の存在の意味，役割を認識し，自分の立ち位置を明確にし，自分らしい看護を提供することが求められる。そのためには自己洞察を行い，自己を知るとともに，他者を理解し尊重しようという姿勢が求められる。

> 　難しいですよね。子どもの根っこの問題をどうやってとらえるかというのは，それこそ最後は看護観だと思う。

[事例] 児童への看護
―「問題行動」のとらえ方とその対応から

大橋冴理（訪問看護ステーションアユース）

母親と子どもの難しい状況

　りつくんはクリッとした瞳が特徴的な小学校5年生。まだまだ思春期の男子とは言い難い，ややぽっちゃりとした体型の男の子である。りつくんにはADHDの診断がついている。IQは120ほどで，知的な能力は高く，自分が興味関心のあることには強い集中力を示す。一方で，コップのなかのお茶に映る波紋に見とれてなかなか食べ終わらなかったり，防災訓練のときに空気を読まず1人しゃべりすぎたりと，集団行動は苦手であった。

　りつくんは母親との2人暮らしであった。母親がいくら促しても宿題にとりかからなかったり，時間を気にかけて動かなかったりし，母親をやきもきさせていたようだ。そのため，母親からよく怒られ，母親に対して暴力が出てしまうことも多く，りつくんが母親にBB弾を撃ったこともあったようだ。母親は「いつこの子を虐待してしまうかわかりません！」と外来で主治医に訴えた。そして，薬物調整と母親の休息目的で児童精神科病棟に入院となった。

入院初期のりつくんの様子

　入院前のエピソードとは対照的に，入院時のりつくんは，本を読んだり，テレビを観たりしておとなしく過ごしていた。しかし，おとなしくしているその様子がむしろ私には，りつくんの不安を表現しているように感じられた。私はりつくんの近くに座って，一緒にテレビを観ることにした。りつくんはちらっとこちらを見るものの，再びテレビに目をやった。20分ほど一緒にテレビを観ただろうか，ちょうど昼ご飯の時間になったので，私はりつくんに「そろそろご飯が来るよ」と声をかけた。しかし，

りつくんからの返事はなかった。りつくんはちょうど観ていた番組が終わったタイミングで席を離れた。

　最初のやりとりは，私がやや一方的な形で声をかけ続けることが多かった。それでも徐々にりつくんは私を担当の看護師だと認識し始めていった。朝なかなか起きてこないので，起こしに行った際には，寝たふりをしながらニヤニヤしたり，時々早く起きてきたときには「すごーい！　ご飯までに起きられたね！」とやや大げさにほめると，ニヤッと笑った。

　りつくんは，入院初期の外泊に行った際，坊主にして病棟に戻ってきた。母親は「りつが坊主にするって言って（笑）。出家みたいなつもりなのかもしれません」と話した。クリッとした目に，坊主姿がとても可愛らしい。「短くなったね！」と声をかけると，りつくんは照れ笑いを浮かべながら病棟に戻った。小学校5年生で精神科病棟に入院するということは，やはり子どもたちにとってショックな体験であり，それなりの覚悟を伴う体験なのかもしれない，と感じた場面であった。

　私は病棟に戻ったりつくんの様子を見に行った。りつくんは外泊時の鞄を部屋にそのまま無造作に放り，プレイルームで本を読み始めていた。私は「りつくーん！　一緒に鞄片づけよう〜！」と声をかけた。りつくんはニヤニヤしながら本を読み続けた。しばらくじゃれあうと，りつくんも観念したように部屋に向かった。私はりつくんと一緒に片づけをしながら，「病棟に戻ってきたくなかったと思うけど，よく戻ってきたね。一緒にがんばろうね」と言った。りつくんは小さくうなずいた。

他児との関係

　りつくんは病棟にいる同年代の子どもたちからは疎まれることが多かった。児童精神科病棟に入院している子どもたちにとって夕方のゲームの時間は重要な時間なのだが，りつくんはほかの子が真剣にゲームをやっている背後から突然のぞき込んだり，ほかの子に対していろいろ指図するようなことを言ってしまうのだ。そのため，ほかの子からは「りつ！　うぜーんだよ！」「りつ！　あっち行けよ！」と言われることも多かった。

　「りつくん，後ろから突然のぞき込んだらびっくりするよー。そういう

ときは，一緒に見せてって言うんだよ」「りつくん，〇〇君も一生懸命や
ってるんだよー。そういうときに，いろいろ言われたら嫌だよー」など，
ほかの子の気持ちを代弁しながら，りつくんには伝えていった。一度です
ぐに行動が変わるわけがないので，一緒にゲームをしている場面に看護師
も入りながら伝えていった。

　ある日，りつくんはほかの子から「坊主！　坊主！」とからかわれた。
そこから，ムキになって泣きだした。そんなりつくんを見て，ほかの子は
さらに面白がるのであった。そして，りつくんはほかの子に手が出てしま
う。介入した看護師に対しても「うっせー！　こっち来るなー！」と泣き
ながら叫んだ。そんなりつくんを見て，ほかの子どもたちはさらに「りつ
が泣いてるー」とはやし立てた。ほかの看護師がほかの子どもたちを別の
場所に誘導した。りつくんは，他児が去ったプレイルームのベンチに体育
座りをして，窓の外を見ながらしくしく泣き始めた。私はそんなりつくん
に寄り添った。背中にはべっとりと汗をかいており，りつくんの熱気が伝
わってきた。私はりつくんの熱気を感じながら，その場で一緒に静かに過
ごした。たしかにほかの子どもたちからしたら，りつくんの言動はうっと
うしいところも多いし，からかうと面白いところもあるだろう。ただ，一
緒に遊びたかっただけなのに，煙たがられたりしてしまうりつくんの悔し
さも，りつくんの熱気から伝わってくるようであった。りつくんはひとし
きり泣いて汗びっしょりになった。私はりつくんとプレイルームから一緒
に部屋に行き，着替えをするよう促した。着替え後，りつくんは一人部屋
で本を読み始めた。

ほめられる体験の提供

　りつくんは，自分の興味が乗らないとなかなか勉強にも集中できなかっ
た。先生が呼びに来ても訪問学級の授業に参加しないことがたびたび続い
た。ただ，知的好奇心はとても強いので，勉強が嫌いというわけではなか
った。中学受験で出されるようなひねりのある問題やクロスワードパズル
風の問題などの勉強は好きだった。私はひとまず，授業に出ないのは「し
ょうがない」と考えた。そして，りつくんが1人でいるときに，ひねりの

ある問題をもっていき,「よし！　一緒にやろっか！」と声をかけることを
続けた。最初は,にやにやしながら顔を背けたり,寝たふりをしたりする
のだが,コチョコチョすると笑いだした。「よーし,りつくんやるよ！」と
言うと,「へーい」と言いながら,面倒くさそうに,でも,どこかうれしそ
うに応じるのだった。りつくんと一緒に問題を解き始めるのだが,私より
りつくんのほうが頭の回転が速い。「解くの速いな！」「あー,そっかそっ
かー」と私が感心していると,りつくんはうれしそうにどんどん問題を解
いていった。

　授業に出られない日は続いたが,こうしたやりとりをくり返しながら,
問題集を1冊やり終えた。母親が面会に来たときには,問題集に一緒に取
り組んでいることや,1冊やり終えたことを伝えた。母親から「やればで
きるじゃん！」とほめられ,りつくんは照れ笑いを浮かべていた。

　問題集を一緒にやるというこの取り組みは,りつくんに関心を示し続
け,りつくんのよさが活きるようにかかわることで,りつくんがほめられ
る体験ができる,というよい循環を生み出すきっかけになったのではない
かと思っている。

りつくんの気持ちには共感を示し認める

　ある日,子どもたち同士で卓球をしているとき,不器用なりつくんは
うまく返球できなかったり,ふざけて返球したりした。また,自分はう

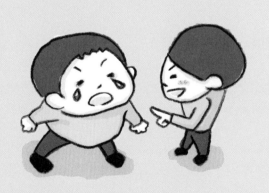

まくできない一方で,
ほかの子に対して「も
っとこうしなよ」と言
ったりするのだった。
当然ほかの子からは,
「りつ！　しっかりや
れよ！」「りつ！　う
っせーんだよ！」と言
われてしまった。そし
て,ムキになって

りつくんは他児に手を出してしまうのだった。

　怒りながらもりつくんは看護師の誘導でクールダウンする部屋に向かった。私は「まずはここで落ちつこう。14時になったら来るからね」と伝え、いったん部屋を出た。約束した時間に再び部屋を訪れると、りつくんはちらっとこちらを見た。

　「いま、お話しできるかな？」「……（うなずく）」

　「自分でお部屋に戻ることができてえらかったね」「……（うなずく）」

　「前はさ、自分でお部屋に戻れなかったけど、今回お部屋に自分で戻れたよね。りつくんがんばったと思うよ」「……（うなずく）」

　自分が他児に手を出してしまったことについてはりつくんもわかっているので、私はまず、そのようななかでもりつくんがんばったことを認めた。

　「さっきはさ、何があったの？」「……（無言）」

　「○○君たちと一緒に卓球やってたけど、途中で抜けろって言われた？」「……（うなずく）」

　「もっと一緒にやりたかった？」「……（うなずく）」

　「だから、途中で抜けろって言われて嫌だったのか」「……（うなずく）」

　しばらく沈黙が続く。

　「今回のこと、100％、りつくんが悪いとは思わないけど、殴っちゃったのはまずかったな」「……（うなずく）」

　「普段さ、りつくんがほかの子からいろいろ言われても我慢してるの知ってるからね〜」「……（うなずく。そしてりつくんは目に涙を浮かべた）」

　これらのやりとりは、りつくんの気持ちには共感を示し、何か1つでもできたことを認めたうえで、「暴力は駄目なこと」を示すかかわりとして重要だと感じている。

　そんなりつくんにも仲よく遊べる同年代のけんたくんができた。時に、りつくんが得意げに口を出しすぎたり、自分の興味のある方向に突っ走ったりすることで、けんたくんとケンカになることもあったが、そのつどそのつど、なぜけんたくんが怒ったのか、どうしたらよかったのかを一緒に振り返った。

　また、りつくんは母子家庭で育ち、お父さん代わりのような男性を求め

ているようなところもあり，男性スタッフに身体接触を求めていくような
ところもあった。そのため，男性スタッフには相撲など身体を使った遊び
をしてもらった。キャッキャッと笑いながらと男性スタッフに向かってい
き，そのときには，普段関係の悪い子とも一緒になってじゃれ合ってい
た。

　入院後期，私と心理士とりつくんの3人で30分ほど遊ぶ時間を何回か設
けた。ある回では人生ゲームを一緒にした。私の順番でどうしようかとま
だ考えているとき，りつくんは次々進めようとした。私は，頭を抱えてや
や大げさに「りつくん，まだ考えてるんだけどー」と言ってみせた。りつ
くんは予想外の私の反応に戸惑いながら，手をとめて，私がカードを出す
のを待った。「りつくん，待ってくれてありがとう」と伝えると，ほっとし
たようだった。

"問題行動"の背景を考える

　児童精神科病棟に入院してくる子どもたちは，りつくんのようになんら
かの"問題行動"を呈している。時にその"問題行動"に目を奪われがちに
もなってしまう。しかし，私はりつくんとのかかわりをとおして，問題行
動ではなく，りつくん自身に関心を示し続けることの大切さを学んだ。「り
つくんはこんなことが好きなのか！」「りつくんのとらえ方はユニークだ
な！」「りつくんに悪気はないけど，りつくんの○○という部分が，ほか
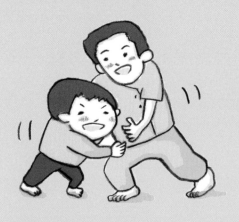
の子とのかかわりを
難しくしてしまって
いるのかもしれない
な」など，りつくんへ
の理解を深めていき，
私が理解したことを
りつくんにも返して
いくという相互作用
が重要だったのでは
ないかと感じている。

　私はあまり"問題行動"という言葉が好きではない。それは，"問題行動"ととらえたとき，そこには，「問題行動があると認定する人—問題行動をもっていると認定される人」「問題行動の改善に取り組ませる人−問題行動の改善に取り組まされる人」「問題行動に対処する人−問題行動を起こす人」といった，縦の関係ができてしまいやすいように思うからである。また，"問題行動"に対処することが看護師の仕事の焦点になってしまうと，患者も看護師もお互い苦しくなってしまい，相互作用が生まれなくなってしまうとも思う。

　私は児童精神科病棟で働いているとき，よく次のようなことを思っていた。「大人が勝手に"問題行動"と定義して，問題行動を改善するって傲慢だな」「振り返りって言うけど，本当に子どものためになっているのかな」「いま私たちがやっていることは，ただ問題行動に対処しているだけで，子どもの根っこにあるものを理解することになっていないんじゃないかな」などである。また，慣れない環境に入院して，集団行動でのストレスもあるなかで，私自身が子どもたちと同じような環境におかれたら，私も問題行動とされる行動を起こしてしまうかもしれないと思ったこともあった。この悶々とした心境はなかなか苦しいものであった。

　児童期の子どもが自分で自身の状態を認識し，言葉で表現するのはなかなか難しく，"問題行動"として表現されることもある。私たち看護師は，子どもの"問題行動"について専門知識をもって整理し，子どもがどのように困っているのか，子どもが表現しようとしていることはなんなのか理解していくことが大切なのである。そして，暴力や暴言といった行動に対しては，行動そのものは認められないことを毅然と示しつつ，子どもたちが他者とのやりとりを通じて成長していくことをサポートする必要がある。

第2部

治療的な信頼関係構築の4つのプロセス

①特定の子どものアタッチメント対象となる

- ☐ 特別な存在になる
- ☐ 味方になる
- ☐ 親代わりにならない

②特定の子どもとアタッチメントを形成する

- ☐ 子どもに愛情を注ぐ
- ☐ 一対一でじっくりかかわる
- ☐ 常に観察する
- ☐ アタッチメントの形成をアセスメントする
- ☐ 子どもと一緒に課題に取り組む
- ☐ 自分らしい看護をする

③アタッチメント対象を拡大させる

- ☐ ほかのスタッフを巻き込む
- ☐ チームで同じ対応をする
- ☐ ほかのスタッフの助けで課題を解決させる
- ☐ 子どもに肯定的な感情を抱く

④アタッチメント対象になる準備をする

- ☐ 子どもを見守る
- ☐ 楽しい雰囲気をつくる
- ☐ 子どもと一緒に遊ぶ
- ☐ そばに付き添う

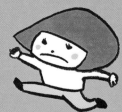

①特定の子どものアタッチメント対象となる

□ 特別な存在になる
□ 味方になる
□ 親代わりにならない

子どものアタッチメント対象とは

　信頼関係ができてはじめて，本当の看護が始まる。子どもとの間に信頼関係がなければ，子どもの抱える本質的な問題に迫り，その問題解決のために子どもと一緒に取り組むことはできない。子どものこころの治療は，何よりも，人間的な関係性が問われ続ける現場であり，関係性が不十分であったりゆがんでいたりすると，どのような技法やアプローチも意味をなさないばかりか，悪影響すら与えかねない仕事といわれている[1]。

　大人である看護師が，子どもとの信頼関係を構築するということはどういうことなのであろうか。児童・思春期精神科看護における患者—看護師関係を，アタッチメントという視点でとらえると，看護師の役割が見えてくる。林は，子どもの精神科における治療者の役割について，「親子関係が葛藤で傷ついた状態から回復するまでの間，親にかわる青年のアタッチメント対象となることである」[2]と述べている。

　ボウルビィは，アタッチメントを，危機的な状況に際して，あるいは潜在的な危機に備えて，特定の対象との接近を求め，またこれを維持しようとする個体（人間やそのほかの動物）の傾性であり，近接関係の確立・維持をとおして，みずからが安全であるという感覚（felt security）を確保しようとするところに多くの生物個体の本性がある[3]と定義している。ボウルビィは，子どもが主なアタッチメント対象との間で経験した相互作用が内在化することにより，自分と他者についての内的表象としての作業モデル，すなわち「内的作業モデル」と呼ばれるものが形成されると考え

た。内的作業モデルは，対人関係の手続き記憶によって他者の行動を予測
し，それに応じてみずからの行動を無意識的に計画していく機能をもつと
考えられている[4]。ボウルビィは，この内的作業モデルの形成について，
「生後6カ月から5歳くらいまでを重視しているが，このモデルは児童期や
青年期を通じてもつくりあげられ，その後は比較的安定した形で維持され
る」[5]と述べた。

　しかし，その後の成人を対象とした研究から，内的作業モデルは，心的
外傷となるような人生における大きな出来事や，信頼できる人との出会い
などによって，青年期以降にも変化する可能性が示唆されている。親への
アタッチメントが子どもにとって，その後のすべての対人関係のひな型に
なるものでは必ずしもないこと，保育士や教師との関係が親へのアタッチ
メントとは異なり，独立的に構成される可能性があることが明らかとなっ
てきた[6]。まだ実証されていないが，内的作業モデルは，複数のアタッチ
メント対象との関係から影響を受けつつ形成され，変化していく可能性を
もったものであると考えられる[7]。

　児童・思春期精神科に入院している子どもは，親とのアタッチメント関
係が不安定であることが多い。子どもが入院している間，看護師は，子ど
もとの間に安定したアタッチメントを形成することが求められる。子ども
のアタッチメント対象となることは，ほかの職種と比べて子どもの入院生
活の一部始終にかかわることができ，子どもにとってもっとも身近な存在
である看護師にこそ求められる役割であるといえる。安定的なアタッチメ
ントは，アタッチメント対象の情緒的応答性が高く，アタッチメント対象
との関係が安心感の源泉となっており，不安を喚起される状況に際してア
タッチメント対象との接近を求めた結果，アタッチメント対象からの共感
的な反応によって不安が鎮静化した，という経験を継続的にしたときに形
成されると考えられている[8]。

　子どもは，入院後，担当看護師との一対一のアタッチメントを形成す
る。担当看護師との安定したアタッチメントが形成されることで，子ども
は，入院環境が安全であると感じられ，ほかのスタッフとの間に，新たな
アタッチメントを形成することができるようになる。アタッチメント対象
である看護師とのかかわりに影響され，子どもの内的作業モデルは変化し

ていく。こうして，子どもは，これまでの親，兄弟，友人との不安定なア
タッチメントをとおして形成された内的作業モデルを修正し，他者との豊
かな人間関係の築き方を学んでいくのである。自分自身がアタッチメント
対象となること，そして，アタッチメント対象を拡大させることは，言動
の奥にある本質的な問題の1つである基本的信頼感や安心感が育まれてい
ないことに対する介入方法の1つともいえる。

　看護師は，その子どもにとって特別な存在，味方になることを意識す
る。しかし，特別な存在になることや味方になることは，子どもとの心的
距離を不安定にさせる。特定の子どものアタッチメント対象となるとき，
看護師は，看護師としての適切な心的距離を保つために，子どもの親代わ
りにならないように気をつけなければならなかった。

特別な存在になる

　児童・思春期精神科看護の臨床現場では，担当看護師の役割が非常に大
きい。どの看護師も，自分が担当している子どもとのかかわりを強く意識
し，入院中は子どものもっとも身近な存在になろうとする。ほかの看護師
も，担当看護師の役割を重視する。担当看護師の代わりは，ほかの看護師
にはできないという雰囲気すら感じられる。同じ精神科看護でも，成人を
対象とした場合，担当看護師が，患者のもっとも身近な存在にならなけれ
ばならないとは必ずしも考えない。担当であるという意識はあるが，患者
にとってもっと身近な存在がほかにいるなら，あえて担当看護師が患者の
もっとも身近な存在になろうとは考えない。

　担当看護師と安定したアタッチメントが形成されることで，子どもは入
院環境が安全であると感じることができるようになる。担当看護師とアタ
ッチメントを形成することは，他者との豊かな人間関係の築き方を子ども
が知るための第一歩となる。

　アタッチメント対象になるということは，子どもにとって，担当看護師
が特別な存在に感じられることを意味する。子どもが，担当看護師を自分
にとって特別な存在として意識し，安心を感じられ，心を許せる対象と認
識できたとき，看護師との間に信頼関係やアタッチメントが形成されたと

考えられる。ある看護師は，子どもにとっての担当看護師の存在について以下のように語った。

　　自分のことはなんでも知ってくれている人という感じなのかな。いいところも悪いところも全部知っている。まだ小学校にあがらない子もいれば，あがって間もない子もいて，親と離れて長い時間一緒に生活していくスタッフのなかで，特別な人の存在は大きい。「入院中は，頼りにしてね」みたいな，特定の子どものアタッチメント対象となる感じでね。もちろん，母親や父親にまでなろうとも思わないし，それを心がけているわけでもないけれども，やっぱり困ったときや何かがあったときに，誰もその子の味方になってあげられる人がいないって思わせるのは酷だと思う。心細いじゃない？　だって，はじめて親と離れて過ごす子もいるから，ポーンって知らない世界に放り込まれたときに，不安だろうから，そういう不安を取り除く努力をいちばん看護師はしないといけない。そういう役割があるんだろうな。

　入院時の子どもとの最初のかかわりを大切にしている看護師は多い。入院後すぐに受け持ちの子どもに自分の役割を伝え，十分にかかわれることができるかどうかが，子どもとのアタッチメントの形成に影響するようだ。看護師の多くが，とてもよいケアができたと思う看護として，自分の担当の子どもと入院時に時間をかけてかかわれたことをあげた。

　　つい最近入院してきたケースは，すぐに私の勤務予定を確認して，私が来るときに相談したいって言ってくれるようになりました。何がよかったのかはわからないんですけど，最初にじっくり話を聞いて，深くかかわられたというのが大きいと思います。

　　見知らぬところに入院して，「私が担当します」と自己紹介したこの人が，「定期的に話を聞きに来るんだよ」「あなたにとって特別な存在なんだよ」と最初にうまく説明できたのはよかった。担当看護師は，なんでも話していい存在，相談も聞いてくれると，最初に示すことが大事だったのかなと思ったんです。

味方になる

　子どもが問題行動を起こしたとき，看護師は，厳しく注意する役割を求められる。しかし，担当看護師は，子どもの味方になろうとする。担当看護師が最初に担うもっとも重要な役割は，子どもが安心できる治療環境を提供することである。看護師との信頼関係は，安心できる治療環境の基盤である。そのため，担当看護師は，問題行動の修正よりも，子どもとの関係づくりを優先させる場合も少なくなかった。ある看護師は，担当看護師だからこそ，せめて自分だけは子どもの側（がわ）に立ってやりたいという考えを以下のように述べた。

> 　信頼関係ができていないのに突然登場して怒る役にはなれない。問題行動があればそれを叱ることはできるけど，担当看護師として信頼を獲得したいので，あんまりガミガミ言いたくない。ほかのスタッフから「ちょっと甘いわよ」って言われたりすることもあるけど，私もみんなも厳しかったら，ちょっと八方ふさがりじゃないかって思うんです。

親代わりにならない

　児童・思春期精神科病棟に入院している子どもの家族は，家族機能の一部が機能不全を起こしている場合も多い。親との間に信頼関係が築けず，家庭が安心できる場所でなかった子どもに対して，大切な母子の関係を入院中に教えたいという気持ちが看護師に働く。入院生活のなかで，まずは，大人を信頼することを経験してもらう必要がある。看護師との間にアタッチメントが形成され，離れていても，大切にされていることを子どもが感じることができれば，それは入院治療において重要な意味をもつ。

　児童・思春期精神科看護では，子どもが担当看護師と親子関係を再現しようとすることは少なくない。子どもが，親のようなかかわりを看護師に求めた場合でも，看護師は自分の立場を意識してかかわらなければならない。なぜなら，看護師は，親を支える存在ではあっても，親自身にはなれないからである。

看護師は，親である自分と区別して，自分の親像を押しつけないことにより，自分が子どもの親代わりをしてしまうことを意図的に避けていた。

1. 親である自分と区別する

看護師自身が，実生活のなかで育児をしている場合は，親である自分と区別する必要がある。ある看護師は，自分の子どもと同年齢の子どもたちが病棟にいることで感じたストレスについて以下のように語った。

> 病棟にいても家に帰っても，同じような子どもがいるんですよね。年代が一緒だし，家にも小学生がいて，病棟に来ても小学生がいっぱいいるし。「ああ～！一緒だぁ！」と思いました。最初ここへ来たときに，はっきり言って，家と病棟の区別がつきにくくなった時期がありましたね。ここでもすごくイライラして，すごく怒ったりするのに，家に帰ってもまた一緒のような状況があって，「わ，これ最悪」と思うような時期が，ここに来て1年ぐらいはありました。大人の（精神科）ほうが，すごくやりやすいというのはありましたよね。家で子どもが「わー！」と暴れていたら，「そんなことしたらだめだぞ」と病棟と同じように注意しないといけない。最初は，仕事もよくわからなかったので，「わっ！ 家と一緒だ」と思ってしまいました。けど，もう最近は，そんなに力まず働けるようになったので，全然問題なくこの区別がついてますよ。

2. 自分の親像を押しつけない

誰しもが，「自分はこんな親でありたい」「自分の親はこんなふうに育ててくれた」「親とはこのようであるべきだ」という自分の親像をもっている。子どもへの看護に一生懸命になるあまり，結果として自分の親像を押しつけてしまったという経験について，ある看護師が語ってくれた。

> 発達障がい児のお子さんの親がすごく冷たく思えた時期があって，「なんで自分の子どもなのに，何もしないの？」というのがあってね。そしたら，主治医の先生から，「なんだか，あなたがあの子のお母さんだね」って言われた。「子どものお母さん以上にお母さんだね」って言われたときがあって，「ああ，これはまずいな」って思って，やっぱりお母さんの立場っていうのを全然理解していなくて，「私の

母親像っていうのはこんなんだよ」というのを，ボンっと押しつけていたときがありました。そういう状況のときに，自分がお母さんに対して，面談なりをやって，お母さんと一緒に子どもを支えていくのは無理だと思うんですね。だからケースごとに誰が前に出て，誰がバックアップするかっていう体制をつくらないといけないと思うんです。

〈引用・参考文献〉
1）鍋田恭孝編：思春期臨床の考え方・すすめ方—新たなる視点・新たなるアプローチ．金剛出版, p.35, 2007.
2）前掲書1），p.43.
3）数井みゆき，遠藤利彦編著：アタッチメント—生涯にわたる絆．ミネルヴァ書房, p.1, 2005.
4）前掲書1），p.37.
5）前掲書1），p.37-38.
6）前掲書3），p.114-126.
7）前掲書1），p.38.
8）前掲書1），p.38-39.

②特定の子どもとアタッチメントを形成する

□ 子どもに愛情を注ぐ
□ 一対一でじっくりかかわる
□ 常に観察する
□ アタッチメントの形成をアセスメントする
□ 子どもと一緒に課題に取り組む
□ 自分らしい看護をする

　アタッチメント対象となった看護師は，子どもに愛情を注ぐことで受け持ちの子どもとのアタッチメントを形成する。看護師は，多忙な日常業務のなかでも，受け持ちの子どもと一対一でじっくりかかわること，常に意識して見ていることを重視している。そして，子ども側から看護師にかかわりを求めてくるようになったかどうかという点から，子どもとのアタッチメントの形成をアセスメントする。子どもとの間に，一定のアタッチメントが形成されたとき，子どもと一緒に課題に取り組むことができると看護師は考えるようになる。

　アタッチメントを形成するということは，看護師と子どもが相互に愛着を深め合うことを意味する。そのため，看護師は，子どもとの心的距離をどのように保てばよいかに迷いが生じることもある。特定の子どもとアタッチメントを形成する段階では，看護師の子どもへの心的距離が時に不安定になることもある。そこで，看護師としての適切な心的距離を安定的に保つために，自分らしい看護をすることを心がけるのだ。

子どもに愛情を注ぐ

　子どもとアタッチメントを形成するためには，看護師自身が子どもに愛着を感じ，愛情を注ぐ必要がある。患者に看護師が愛情を注ぐという行為は，成長発達の途上である子どものこころをケアの対象としている児童・思春期精神科看護に特有のケアであろう。

105

成長の一部分や，育っていくことにかかわる大人としては，愛情という部分も患者さんに必要だと思うんですね。大人の患者さんを対象とした看護では，愛情という言葉はあまり使わないと思うんですけど。児童・思春期精神科病棟の患者さんにいままで長年かかわってきて，振り返るとやっぱり愛情を注いでいました。

一対一でじっくりかかわる

　子どもとのアタッチメントを形成するために，子どもと「一対一」で「時間をかけて」「じっくりと」かかわる必要があることを多くの看護師が語った。ある看護師は，多忙な日常の看護業務のなかでも，担当の子どもと一対一でかかわる時間を積極的に確保していると述べた。

　信頼関係構築のために，定期的に話を聞く時間をつくるようにしています。一対一で話しあいます。特に入院してすぐは，なるべくそういう時間を大切にしています。きちんと時間をとろうと思ってますね。子どもが（看護師と）「話をしたい」と言ったわけではなくても，できる限り積極的に面接をします。

　しかし，実際に時間をかけてじっくりと毎日子どもとかかわることができている看護師は少ないようで，子どもとかかわる時間が少ないことへの不満も述べられた。

　最近，会議などが増えてきて子どもとかかわる時間が減ったことをすごくさびしく思いますね。ゆっくりかかわっている感じがしないということでしょうか。業務に追われている感じがします。限られた時間のなかでも，上手なかかわり方はあるのかもしれませんが，なんだかちょっとさびしく感じる瞬間があります。

　看護師が子どものアタッチメント対象となるには，時間をかけた，子どもとの密度の高いかかわりが必要である。多忙な病棟業務のなかで，看護師が子どもとじっくり向き合える時間を確保するためには，人員配置や看護体制を工夫する必要もあると思われる。

常に観察する

ほかの業務やほかの子どもの対応をしているときでも，看護師は常に担当の子どもを自分の「目のはし」で観察している。

> 担当の子どもに対しては，直接かかわっていないときでも，同じフロアのなかにいたらほかのことをしながらでもやはり見ています。担当の子どもの行動が気になるので観察はしています。

アタッチメントの形成をアセスメントする

子どもとの間に安定したアタッチメントを形成できているかどうかは，看護師の強い関心事である。子どもとのアタッチメント形成をアセスメントするときには，「子どもから名前を呼ばれる」「子どもからのかかわりがある」「子どもから悩みを話してくれる」という 3 点が指標となる。いずれも子ども側から看護師にかかわりを求めてくるという点が共通しており，看護師を頼り，看護師をとおして自分の要求を満たそうとする行為と考えられる。こうした行為が現れると，特定の人への「甘え」のような感情，つまりアタッチメントを子どもが抱くようになったといえる。

1. 子どもから名前を呼ばれる

子どものコミュニケーション能力が低い場合は，「看護師に悩みを相談する」ということが難しく，「名前を呼ぶ」「手を引っ張る」などの行動で担当の看護師に自分の要求を伝えようとするかどうかで，アタッチメントの形成を判断する。また，コミュニケーション能力の影響とは別に，子どもから名前を呼ばれることが，最初のステップであることも語られた。

> 入院して 1 か月ぐらい経ったときに，私の名前を呼んでくれたんです。準夜勤で入ったときに，「○○さん」って向こうから言ってくれました。普段はほとんど会話がなくて，面接を設定しても，「別に」と言ってほとんど話をしてこなかったんですけど。ちゃんと私の名前を覚えてくれていた，向こうから名前を呼んでく

107

れたということは，「これから話ができる一歩なのかな」って思いました。

2. 子どもからのかかわりがある

　子どもとのアタッチメントの形成のアセスメントで，看護師がもっとも重視していたのは，子ども側からのかかわりの有無であった。

> 　信頼関係ができている子と，できていない子の違いは，話を聞いてほしいという発言が患者さん側からあるかどうかです。相談してくれるかどうかだけではなくて，患者から看護師に対してのかかわりがあるかどうかだと思うんですよね。

　子どもとの間に安定したアタッチメントが形成されるまでの時間は，子どもと看護師の関係による。子どもに重度の発達障害がある場合や，虐待を受けていて大人を信用できないような場合，看護師が入院当初に子どもと十分かかわれなかった場合などは，多くの時間が必要だと考えられる。

3. 子どもから悩みを話してくれる

　コミュニケーション能力が高い子どもの場合は，子どもから看護師に悩みを相談してくるかどうかが重要な判断材料となる。

> 　子どもでも大人でも一緒だと思うんですけど，関係性ができたら，子どもからもいろいろしゃべりやすくなるし，こちらから「こういうことしようか」って言うと，素直に聞き入れてもらえて，治療も進む。不安に思ってるときは，ほかの人には言えなくてもきちんと不安の表出を担当（看護師）にはできるようになる。

子どもと一緒に課題に取り組む

　子どもとの間に，一定のアタッチメントが形成されたとき，看護師は効果的に子どもと一緒に課題に取り組むことができる。そして，課題に取り組み，成功することで，アタッチメントの形成はより深まると考えていた。

> 　最初はあたりさわりのない話をしていますが，その子自身がこちら（看護師）

を信頼してくれていれば，話しているうちにだんだん本当にその子がもっている悩み，「いまこんなことで悩んでるんだ，実は」とか，「外泊したときにこんなことしてしまって，こういうふうに対処したけど，どうしたらいいんだろう」というような具体的な話をしてくれるようになってきます。(看護師)「そうか。でも自分で悪いと思っているんだったら，こういうふうにしたら」とアドバイスをすることで，「わかった，じゃあやってみる」というように答えてくれました。それが1つ2つ成功していくことで，子どもが他者と上手に関係を築けるようになり，自分に自信がつき，だんだん (子どもとの関係が) 変わってきたと思うのです。

自分らしい看護をする

　看護師としての適切な心的距離を保つために，看護師は自分自身がどのような価値観をもった人間かを知ったうえで，自分らしく，できるだけ自然体で子どもとかかわろうとする。自分の看護観を大切にし，無理をしない看護を実施することが，よい看護につながっていくようだ。

1. 自分の看護観を大切にする

　自分が看護の何に価値を感じているのか自覚し，自分の看護観を認識し，それを大切にした看護を提供することがよい看護につながる。これは，「なぜ自分は看護師をめざしたのか」という問いへの答えでもある。

　　学生のころから患者さんの感情表出みたいなところを非常に重視してきたと思います。そういうところを引き出してあげたい，表出させてあげたいという思いで看護をやってるような気がするのです。それがいいのかどうなのかわからないのですが，身体のケアの病棟で身体管理だけをしていたらよい看護とは全然思えないから，やっぱり心のケアをやっていくことが，自分のなかで，重きをおいている看護観なのかもしれないです。

2. 無理をしない

　ある看護師は，看護師が自分に無理をしてかかわることが，子どもによくない影響を与えることを以下のように語った。

あまり声をかけるのが得意なほうではないので，得意でないことをやると無理が生じてきて，そしたらこっち（看護師）がきつくなって，子どもの症状にもあまりよくないと思っているんです。

適切な心的距離を保つ

　児童・思春期精神科看護では，患者─看護師関係が，親子関係に類似しやすいという特徴がある。看護師は，担当の子どもとの間にアタッチメントを形成するプロセスのなかで，子どもが自分に親子関係を求めていると感じる。看護師自身も，「入院中は担当の子どものもっとも身近な存在になる」「自分はその子にとって特別にならないといけない」という意識を強く抱く。そのため，看護師と子どもはお互いに親子関係を疑似体験しやすく，治療的関係が不安定になることがある。

　看護師としての適切な心的距離を保つことは，児童・思春期精神科看護において難しく，しかしながら，非常に重要なものである。子どもと適切な心的距離を保つためには，子どもとの関係における看護師自身の立ち位置に対する洞察を深める必要がある。精神科看護では，看護場面の自己洞察を行うことによって，自分の患者への感情を客観視し，看護師としての自分の立ち位置を振り返る作業を行うことが重要である。ただし，成人を対象とした精神科看護では，患者との間に親子関係を疑似体験することはまれであるため，特定の看護場面に対して自己洞察すればよい。一方，児童・思春期精神科看護では，看護師自身の親への感情や，看護師に子どもがいる場合は，自分の子どもとの関係など，もっと深く看護師の価値観や親子関係まで洞察を行うことが求められる。

　言動の背景にある本質的な問題の解決には，子どもとのアタッチメントを形成し，看護師としての適切な心的距離を保つことが求められる。そのためには自己洞察が不可欠であるが，自己と向き合うのは骨が折れる作業で，必ずしも最初からうまくいくものではない。複数の看護師が，自己とどのように向き合うか悩んだ経験について話した。また，子どもとの間に適切な心的距離をとれないとき，看護師は，子どもに肯定的な感情を抱く

ことが難しくなったり，看護にしんどさを感じたりするようになる。

　　子どもが担当看護師ということを意識していたからだとは思いますが，私にす
　ごくこだわりだして，私がほかの子とかかわっていたら，すごいにらんでくると
　いった私へのこだわりが出てきたのです。たぶん，お家でお姉ちゃんやお母さん
　にこだわって暴力になっていたのと同じことが，私に対しても起こったのだと思
　います。子どもと私との間にいろいろなスタッフが入ってくれて，サポートして
　くれたことで，距離がとれるようになってきて，私自身も気持ちが楽になりまし
　た。距離がとれない子とのかかわりは，意識的に「距離をとらなきゃ」と思うわ
　けだから，看護師もしんどくなります。子どもとの関係で，時には巻き込まれる
　ことがあってもいいと思ってはいるけど，「いま，自分は巻き込まれているか」と
　いうことを絶えず意識しながらかかわるのはしんどいです。子どもとの距離が近
　いから信頼関係ができているわけではなくて，距離が近いとお互いにつらいと思
　います。少なくとも，私はつらくなるから，相手もつらいのではないでしょうか。

　子どもと看護師との間の，一見親子のような関係は，子どもが安心で
きる治療的環境となる。親子のようで親子でない微妙な関係のなかで，看
護師は子どもとアタッチメントを形成する。そして，実際の親とは異なる
対応を看護師がすることによって，子どもは自分の親とは違うかかわり方
のパターンを学んでいく。看護師としての適切な心的距離を保つことなし
に，言動の奥にある子どもの本質的な課題の1つである基本的信頼感や
安心感を育むことはできないであろう。また，言動の奥にある子どもの本
質的な問題を把握するときにも，看護師は自分自身をかかわりのツールと
し，自分とのかかわりのなかで子どもを知ろうとする。自我の形成途上で
ある子どもは，大人を試すことも多い。自分自身を知らないで，子どもの
行動を評価し，何が本質的な子どもの問題かを見極めることはできない。
看護師として適切な心的距離を保つために，親代わりになることなく，自
分らしい看護をしていくことが必要で，その結果として，看護師は子ども
に肯定的な感情を抱くことができるのである。

精神科医の視点から
―長期にわたって子どもの成長を見守る視点を

田中 究（兵庫県立ひょうごこころの医療センター）

臨床医学のなかで精神医学は医学部の文科系と言われ，医学のなかで異端の位置を与えられ，さらに精神医学のなかでも児童青年精神医学は片隅に棲息してきた。精神科臨床が文科系なのは，心を病む人の「語り」が重要であり，それを治療の手がかりにする機会が多いからであろう。それに加えて児童青年精神医学臨床は「育ちの支え」や「行動に表わされる子どもの声を聴きとる」ことが求められるからであろうか。とはいえ，私が精神科医を始めた30数年前に比べれば，精神医学は脱文科系の方向になったと感じている。生物学的な視点から情動や心的症状が説明されることがずいぶん増えている。身体の奥に未知のメカニズムが存在し，それらが有機的につながりあってシグナル伝達した結果が，私たちがよく知る精神現象であるという説明の見事さに科学の進歩を見出すことも少なくない。しかし，コンピューターで置き換えることのできない医学が精神医学であるともいわれ，臨床での患者との「語り」（対話）の治療的側面を重視することも主張されている。すなわち，生物学的還元は治療的側面では，文科系精神医学を超えられないのではないか。精神医学臨床において，多少の行きつ戻りつはあっても，複数の視点で現象を理解することは時代を問わず求められることなのであろう。

さて，児童青年精神医学臨床においては，成長という視点がさらに加わって，いっそう複雑となる。成長は誰にでも生物学的，心理学的，社会学的に起こっている。生物学的な成長の上に疾風怒濤が生じ，対人関係の困難のなかに自我同一性を確立し，成人という社会化が出現する。すなわち混淆が結晶化し，成長する存在である子ども，若者のなかで蠢めき，いつか輝きを放つのだろう。山中康裕先生は思春期のひきこもりについて「繭の時期」と称したことがある。外部からは何も変化が見えない，殻に守られたなかで成長し，

いつかは殻を破って出てくるというイメージである。文科系精神医学と評されるだろうが，どのような生物学的還元が可能だろうか。

　子どもや青年が自らの意志で来院することは多くない。大半は大人に連れられてやってくる。そこで自らの困難を語りはじめることもあるが，大人が代わって子どもの「行動上の問題」を指摘して大人の懸念，困難を語る。それは，子どもにとって何処かで知覚していても，脇においておきたいことであり，しかもいつか取り組まなくてはならないと感じていることかもしれない。あるいは，養育者との関係のなかでそれ以外の行動を子どもが選択できないこともあるだろう。食事を与えられない子どもが窃盗をくり返すなどわかりやすい場合もあれば，子どもが言語化できない事情を背景にした自傷行為もあるだろう。そうした子どもの「行動上の問題」と「背景にある事情」に架橋し，理解する作業があって，そこから問題解決のための糸口を見出し得る可能性がみえてくる。

　とはいえ，糸口はなんらかの検査などで示されるものではなく，仮説でしかない。また，見出したつもりでも反故にされてしまい，再び仮説をたてるという作業のくり返しを行わなくなることも多い。さらに，仮説の検証は，結果として表れるその子どもの「行動上の問題」の変容であり，あるいは子どもの言語化であり，それは短時間に現れることは少ない。薬物療法すなわち生物学的介入が短期間に効果を上げることもあるが，養育や行動への介入あるいは環境調整といった社会的介入や精神療法など心理学的介入によるものでは，そうした変容や言語化をもたらす「成長」を待たなくてはならず，長時間の関与が必要となり，その間の態度は"親心"に近似であったりする。さらに，しばしばその介入の効果検証はあいまいである。そうしたところが文科系精神医学といわれる所以であろうが，その一方で児童青年精神医学に関心が寄せられ，児童精神科医の充足が求められるのは，長期にわたって子どもの成長を見守る視点の必要性が求められているからなのかもしれない。それは，子どもが大人に求めていることにほかならないだろう。そして，児童青年精神科病棟では，看護師をはじめとするスタッフの眼差しと理解，そして健やかに育てとの願いにも近い"親心"なのである。

③アタッチメント対象を拡大させる

□ ほかのスタッフを巻き込む
□ チームで同じ対応をする
□ ほかのスタッフの助けで課題を解決させる
□ 子どもに肯定的な感情を抱く

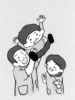

　担当の子どもとの間に安定したアタッチメントが形成されたとき，次に，看護師は，自分が担当する子どもがほかのスタッフとの間に新たにアタッチメントを形成するのを助ける。児童・思春期精神科病棟に入院している子どもは，いずれは退院し，親のもとへ，そして地域に戻っていかなければならない。担当看護師との関係性がどれほど良好でも，それだけでは入院にいたった本質的な問題の解決にはならない。地域で生活を送るためには，担当看護師との関係を基盤として，関係性を拡大させていかなければならない。

ほかのスタッフを巻き込む

　担当看護師として，自分が担当している子どもとの関係性を深めていくこととは別に，担当以外の子どもとの関係性を深めていくことも重要である。

　治療段階や虐待を受けている子どもかどうかにもよるのですけど，私1人だけが頼れる対象になるのがよくないときもあるんです。「もう，△△さんがいないと，やらない」ってストライキを起こされたり，自分の受け持ちさんにだけはいいところを見せたくてがんばるんだけど，ほかの人のところではグズグズで，なんにもやらなかったりという経験があるんです。ほかのスタッフもみんな同じようにできるような，夜マッサージするとか，本読みをして子守唄を歌ってあげるとか，そういう誰でもがかかわれるような一般化できる甘えの方法をカンファレ

ンスなどで話しあって決めます。それは，そこ（病棟）でいろんな人が甘えを受容してあげるということだと思います。

チームで同じ対応をする

　看護師は，子どもの問題行動や不安に対して，チームで統一した対応ができるように配慮していた。首尾一貫したケアを提供することで，子どもは，スタッフみんなが自分を大切にしてくれていると気づくことができ，大人を信頼できるようになる。

> 　愛着をどうスライドさせていくかですよね。特定の人とつくっていった関係を，次の人，次の人，次の人っていうふうにどう広げていってあげるかが課題のときは，チームとしてケアをやっているのであれば，対応に基本的にあまり差がないような形をつくってあげる。ようするに，あのA看護師さんに言っても担当看護師さんに言っても，同じように僕のことを扱ってくれる，私のことに対処してくれたっていうことに気づかせてあげるという作業になっていくと思うんです。子どもにしてみると，「担当看護師さんが言ってることと，A看護師さんが言ってることは，同じなんだな」となっていきますよね。そういう形で分散というか，広げていくということは可能だと思うんです。

ほかのスタッフの助けで課題を解決させる

　子どもが，自分以外のスタッフを信頼することができるようになったとき，看護師は，ほかのスタッフの助けで子どもが課題を解決できるよう支援する。子どもが信頼できる複数の大人の助けを借りて，自分で問題を解決する力を育むのである。子どもが段階的に担当看護師以外のスタッフにも不安を表出して，その場で対応したスタッフと一緒に解決できるよう援助したことをある看護師は以下のように語った。

> 　毎日不安について，「今日1日こんな不安があった」と（担当看護師に）表出できるようになったら，「みんなに毎日かかわってもらうようにするよ」と言って，

担当看護師以外にも徐々に表出をさせて，その日にあったことはその日に対応した看護師のアドバイスで本人が解決できるようにしていきます。たとえば，「ほかの子からこんなことを言われて上手に断れなかった」などが女の子はけっこう多くて，断れずにイライラして自傷してしまうので，きちんと断れるように，そのときに対応した看護師が「こういうふうに言ってみたらどう？」と，アドバイスをするというようなかかわりが多いと思います。

子どもに肯定的な感情を抱く

　親代わりになることなく，自分らしい看護を実践することで，看護師としての適切な心的距離を保って子どもとかかわることができた看護師は，子どもに肯定的な感情を抱くようになっていく。看護師自身が，子どもとの間に肯定的な感情をもつことができ，子どもとのかかわりを楽しく感じることは，子どもとのアタッチメント形成に不可欠な要素である。看護師は，子どもをかわいく思い，子どもの成長を感じ，そして，子どもの可能性を感じることができるようになる。自分に嘘や偽りなく肯定的な感情を抱いてくれる看護師とのアタッチメントが，子どもの安心感や信頼感を育むのである。

1.　子どもをかわいく思う

　ある看護師は，子どもがかわいく思えるようになることで，治療が進んでいることを実感していた。

　子どもと距離感がとれてくるようになると，距離を意識しなくてもよくなる。だからすごく子どもがかわいくなってきて，それは「治療が進んでる証拠なんだなぁ」と私は思ってるんだけど。それこそ，私たちは嫌なこともするわけじゃないですか。子どもにとって苦手なこともするわけで，それをずっと乗り越えてきながら距離をとれてきたという意味でも，治療がかなり進んできたのかな。それで，なんだかすごくかわいくなってくるんですよね。

2. 子どもの成長を感じる

　子どもの成長を感じるには，時にはある程度の期間，長く子どもとかかわることが必要なこともある。ある看護師は，再入院も含めて3年という時間が経過したときに，子どもの成長を実感したと語った。

> 　その子はいまでもいちばん印象に残っている。その子自身の成長をすごく感じました。それが1年だったらわからなかったですね。ただ大変だったっていうだけで終わっていたと思うんですけど。3年かかったときに，「ああ，やっぱりこの子成長したな」って感じたので，もし1年でその子が再入院することがなかったら，自分が職場を離れていたら，感じられなかった成長だとそのとき思いました。そのぐらい長い目で見ていかないと。精神看護は外科系の"切った貼った"みたいな感じで，「よくなったねー，さよなら」っていうふうにはいかない。長いスパンで成長を感じるものなんだなって，つくづく思いましたね。

3. 子どもの可能性を感じる

　児童・思春期精神科病棟に勤務する看護師が，もっともやりがいを感じるのが，子どもの可能性を感じたときかもしれない。看護師が，子どもの可能性を感じるとき，子どもとの間に良好な関係性が構築されていること，自分が子どもに信頼されていることを看護師は同時に感じるのである。そして，子どもの人生の重要な時期をともに過ごすことができたことに，よろこびを感じるであろう。

> 　まだまだ成長の途中なので，限界というのがないと思うんですね，可能性がいっぱいあるというか。いまは説明されても理解できないことがいろいろあるかもしれないけど，これがあと3年，5年も経てば，全然なんでもなかったように生活できているということもあるんじゃないかなって思えるのは，やっぱり学童思春期の場合だと思います。自分自身もそうだけど，大人の場合だと，3年や5年はそれほど何かが変わる長さじゃないんですけど，子どもにとっての1年を考えると，入院している間のその3か月というのも，すごく大きな影響を与える期間なんだろうなって思うので，その期間にかかわる看護師としては，本当はすごく専門的じゃないといけないんだろうなって思うんです。その責任っていうんです

かね，ある意味成長していくうえの大事な一部分に触れるわけだから，そういう責任がすごく重いと思いますね。

アタッチメントを地域につなぐ

看護師は，自分自身がアタッチメント対象となり，子どもが安定したアタッチメントを形成することを援助する。しかし，看護師の転勤や子どもの退院などで，現実には看護師との別れが突然訪れることもある。看護師が子どもとの間に育んだ温かいアタッチメントを，医師や外来看護師，ケースワーカー，退院後に通う学校の教師など，地域で子どもと過ごすことになる身近な専門職につないでいくことが必要であろう。子どもが入院しているときに看護師が子どもに与えた安心感を地域にも引き継がれなければ，子どもが安心して人を信頼して，社会で生きていくことにはつながらない。

アタッチメントを地域へつなぐという多職種連携について，病棟に勤務する看護師は，もっと真剣に考えなければならない。退院後に子どもが通う学校の教師と入院中から連絡をとりあったり，外来のソーシャルワーカーを病棟に呼んだり，入院環境のなかで，子どもが地域とのつながりを感じられるように配慮する必要がある。また，入院中の子どもの情報をきちんと次に引き継ぐことも重要である。

親自身が問題を抱えており，子どもが退院しても，親が十分な愛情を与えることができない場合もある。たとえ，看護師との間のアタッチメントを親へと引き継ぐことができなくても，子どもを見守る地域のネットワークにつなぐことは可能である。

私が，（小学校）1年生のときから受け持った子は，着替えもできなければ，お風呂も1人で入れないし，自分の顔のことは大好きなもんだから鏡を見たまんま動けないという子だったんです。それで，その子がすごく，すごく私との距離が近くなって，もうべったりになっちゃったときに，「その子の家だとこの甘えは受容してもらえないな」「お母さんとお父さんの病状を考えると，家では無理だ」と思ったんです。だけど，家に帰ったときに，私にやっているみたいに，「お母さ

118

ん，お父さん，やってよ」ってなっても困るから，じゃあ家に帰ったときに学校
の先生でも，児童館の先生でも，みんなが共通してできるような内容のかかわり
を，まずはほかの看護師とやっていかなきゃいけないと思いました。

　アタッチメントを地域につなぐということは，現在の児童・思春期精神
科看護の課題である。ある看護師は地域の受け皿が充実しないことを感じ
つつも，入院中の自分のかかわりに意味を見出そうとしていることについ
て，以下のように語った。

　その子自身にも援助しますし，もちろん家族に対してもアプローチしますけど，
なかなかそんなに変わるものではないので，結局地域の受け皿があまり変わらな
いうちに退院しても，また再入院になってしまう。看護としてやったことが，す
ぐ何かにつながった感じがしなくて，ちょっと残念な思いが出てしまうのかな。
ただ私は，たとえそういうこと（再入院）が起きても，ここでかかわったことは
その子にとって何かにはなったんじゃないかなって，おめでたいかもしれないで
すけど，そういうふうに思うので，決してここでかかわったことは無駄ではなか
った，その後にどう活かされたかは見えなくても，ここでかかわったことに意味
があると信じてるところがあります。そういう意味では，自分自身がつらく，す
ごい切ない気持ちで（退院時に）見送ったことも，なかにはありました。

［事例］外来相談支援のなかでの 患者・家族支援

岡部英子（地方独立行政法人大阪府立病院機構 大阪精神医療センター）

「来てよかったな」と思ってもらえる場所

　普段，私は児童・思春期外来や病棟で患者や家族とかかわっている。成人外来で週に1回，外来看護相談を行っている。外来看護相談は，通院された全患者・家族を対象としている。私が外来看護相談を始めたのは，看護師が外来患者や家族の悩みにゆっくりと耳を傾け，必要なケアを提供し，少しでも安心して生活できるようにしたいと思ったからだ。

　外来看護相談の利用は，案内掲示板を見た人，主治医から提案された人，外来看護師や病棟看護師から提案された人など，さまざまである。未成年から高齢者まで幅広く利用されている。数年継続して来られている方もいれば，1回きりの方もいる。年齢は10代〜高齢者までさまざまで，10代の方でも1人で来られることもある。

　相談内容も病状のこと，薬のこと，子どものこと，社会資源のこと，主治医のこと，などさまざまである。主治医には聞きにくいことを相談されることもある。私は，患者と家族が一緒に来られたときには，必ず別々に話をうかがったほうがよいかを尋ね，希望される形をとっている。未成年でも，緘黙の方でも，家族との同席はあまり希望されず，一対一でお話を希望される方が多い。そのなかで，ゆっくりと話を聞いたり，対応について提案したり，呼吸法やアロママッサージを行ったりしている。そして，なんとなくでも，「来てよかったな」と思ってもらい，何かあれば話を聞いてくれる人や場所として思い出してもらいたいと考えている。

　外来看護相談で家族も対象にしているのは，児童・思春期患者だけではない。成人患者の場合でも，家族は患者の病状が理解できなかったり，対応がわからなかったりしている。また，外来での診察は限られており，家族は悩みを聞いてもらえる場所を必要としている。継続した家族支援が患

者の成長に大きくかかわるということを日々実感している。

ある摂食障害患者とその家族

　私がまだ新人看護師だったころにかかわった，ある10代の摂食障害患者と家族とのエピソードを紹介する。入院しているわが子が心配な家族は，食べることに葛藤している子どもに，禁止されていた食べ物を面会中にこっそり持ち込み，食べさせようとしていた。ちょうど巡回時にそのことに気づいた私は，面会終了後，家族へ「摂食障害の患者さんは『食べる』という行為に葛藤しながら，がんばっています。ご家族の心配な気持ちはわかりますが，ご家族に食べ物などを持ってこられ，食べるように言われたら，どうでしょうか。よりしんどくなります。それよりも面会は食べ物や食べる行為から離れ，ご家族と普通に雑談をする時間にしてはどうでしょうか」と伝えた。

　家族は「否定された」と受けとったのか，「自分の子どもを心配しているからもってきたのに」とやや強い口調で返答された。それでも，患者の状況を伝えるのが私の役目である。「家族にもわかってほしい」，そう思いながらかかわっていた。

家族との再会

　その後，私は摂食障害についてスタッフや家族で勉強し，その時々の思いや悩みを表出し合える，摂食障害の家族会を立ち上げた。そして，前述した摂食障害患者の家族にも参加してもらった。

　数年後，家族から入院中や家族会の参加後の思いを聞く機会があった。その家族は「入院して，食べ物のことで注意されたときは，『なんで？』と思いました。子どもが心配でもってきているのに，『看護師は鬼』って思いました。でも，家族会で勉強したりして，そのときの子どものことがわかるようになって，いまなら言われたことが理解できます」と現在の思いを話してくれた。私は「鬼」と言われてショックであったが，不安でいっぱいの家族にはそう思えただろうことは想像に難くない。それよりも，真剣

に患者と家族に向き合った結果，時間はかかったが，しっかりと家族が病気を理解し，子どもと向き合えたことがうれしかった。そして，私は家族が子どもの病気を理解するのには時間がかかること，真剣に家族と向き合っていれば，時間がかかってもその思いは伝わるということを学んだ。

　この患者はその後，摂食障害を克服して社会人として働いており，家族が成長することで，子どもも大きく成長できることを証明してくれた。私はこの事例から家族支援の重要性と継続することの大切さも学んだ。

児童思春期看護と家族支援

1) 統合失調症のゆきさんとその家族

　外来看護相談で患者とかかわるなかで，児童思春期患者とその家族への支援についてあらためて考えるきっかけを得た2事例を紹介する。

　高校生だったゆきさんは統合失調症と診断を受けていた。中学生のときにはいじめを受けた経験があり，コミュニケーションが苦手で，成績も低かった。自分に自信がなく，常に希死念慮があり，リストカットも続いていた。勉強は苦手だったが，手先は器用で，物づくりは得意だった。外来診察では，ゆきさんは主治医の前では緘黙となり，代わりに家族が話をしていた。家族も対応に悩んでおり，はじめての外来看護相談は家族が希望して利用した。その後1度ゆきさんとも会ったが，私の前でもずっとうつむき，話しかけてもうなずく程度であった。ゆきさんのリストカットが激しくなって児童・思春期病棟に入院し，退院後もしばしば入院するようになった。

　勉強でかなり苦労しており，死にたい気持ちも強く，友だちともうまくいかないゆきさんに対して，家族や主治医，担当PSWは，つらい思いをして高校生活を続けるよりは，作業所などに通って得意なことを伸ばしていくほうがよいと考えていた。そのため，主治医や家族らは説得を重ね，ゆきさんは結果的に高校を中退した。ただ，高校生にあたる年齢でありながら，高校に行っていない自分に，ゆきさんは納得していなかった。それでも「高校よりも作業所のほうが向いている」と家族と医療者で説得を続け，18歳になるまでは病院の作業療法へ通い，18歳になってからは地域の

作業所に通うことになった。

　ゆきさんは作業所でも対人関係がうまくいかず，リストカットを続けた。しかし，病棟看護師とは少しずつ話ができるようになってはいた。ただ，主治医とはうまく話ができないため，主治医との橋渡しが必要だろうという病棟看護師の意見もあり，外来看護相談を診察前に利用してもらうことになった。ゆきさんも家族も外来看護相談を利用した経験があったため，特に抵抗なく受け入れてくれた。そこから私は外来診察前にゆきさんに会って話を聞き，主治医にその内容を伝えるという役割を担うこととなった。ゆきさんは，高校への未練が残っており，リストカットがひどくなると“休憩”のため入院した。

　その後，児童・思春期病棟の状況が徐々にゆきさんには合わなくなり，成人病棟へ入院するようになったが，少しずつ作業所に行く自分を受け入れられるようになり，パートナーも見つけた。それでも成人年齢になる前後は特に不安定になった。

　そうした状況においてもゆきさんは「自立したい」という思いも見られ，生活保護を受けて将来は1人暮らしやパートナーとの生活をしたいという目標をもつようになった。当初，家族はゆきさんが精神障害者保健福祉手帳や障害年金などを申請することに理解を示していたが，生活保護を受けることに関しては抵抗し，1人暮らしに反対をしていた。

　そこで，家族に認めてもらうためにも，ゆきさんに1人暮らしをするための課題を提示した（小遣い帳をつけて1か月金銭管理をする，起床時間と就眠時間を決めて1人で起きられるようにし，生活リズムをつくる，など）。ゆきさんは，1人暮らしを認めてもらうために，1人暮らしに役立つ知識を勉強したり，必要な課題をクリアしていった。その姿に

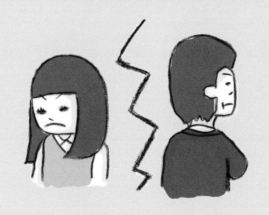

主治医を含め支援者たちは驚いた。やがて家族もゆきさんを認めることになった。私はゆきさんと主治医との橋渡しを続けながら，ゆきさんの思いを大切にし，支持した。現在，ゆきさんは，障害年金を受給し，精神障害者保健福祉手帳も所持し，訪問看護を利用しながら，1人暮らしを行っている。いずれは生活保護の申請やパートナーとの2人暮らしも考えている。

2）自閉症スペクトラム障害・軽度知的障害ののぼるさんとその家族

　自閉症スペクトラム障害と軽度知的障害ののぼるさん。小学生のときにいじめを受けた経験があった。高校に通っていたが，幻聴が出現し，また人目も気になるようになり，なかなか登校することができなかった。あわせて頭痛や動悸，腹痛といった身体症状もあった。のぼるさんが外来看護相談に来るようになったのは，高校生のときだった。外来看護相談は自分で見つけたのだという。最初の相談は学校に行くのが怖い，主治医とうまく話せない，という内容だった。のぼるさんもリストカットがやめられず，常に希死念慮をもっていた。また，こだわりからか，強迫行動もあった。

　昼夜逆転の生活で，自宅にひきこもっていることが多かった。入院もしたが，入院しても生活リズムの改善ができず，あまり効果がなかった。外来看護相談には1人で来院するため，のぼるさんの家族とは入院中に少し話をした程度で，家族とのかかわりはほとんどなかった。

　のぼるさんは高校を中退することになった。外来通院は続け，看護相談にも来ていたが，病状は大きく変わらなかった。成人になっても状況は変わらず，ひきこもることが多く，他者とのかかわりはごく限られていた。のぼるさんは家族が自分の話を聞いてくれない，理解してくれない，と訴えていた。そのため，訪問看護や保健所の利用なども提案したが，金銭的な問題や新しい人との出会いは不安である，といった理由で拒否を続けた。金銭的な問題の解消のために，精神障害者保健福祉手帳や障害年金の申請なども提案したが，のぼるさんから，家族は「いまから子どもにその病名のレッテルが貼られることになる」と拒否していることを聞いた。私は無理強いをせず，再度タイミングをはかることを考えた。

　そのうち，家計を支えていた家族が亡くなり，徐々に生活が苦しくなっ

ていた。家族はのぼるさんに対して,「家計を助けることもひきこもりの解消にもなる」とアルバイトを提案していた。のぼるさんは家族への負い目からアルバイトをしようとも考えたが,身体症状の出現によってそれは叶わなかった。

　のぼるさんは「いずれは自立したい」と考えているが,金銭的余裕もなく,自信ももつことができなった。また,家族は「アルバイトをしなさい」などと話しているものの,障害年金の申請などには否定的であるといった状況に,のぼるさん自身もどうしてよいのかわからないのではないかと私は考えていた。家族は私とは直接話をすることはなかったが,私の存在は理解していた。私はのぼるさんの家族が不安を少しでも解消でき,のぼるさんが家族から少しずつ自立していけるよう,まずは家族が抱えている金銭的問題を解消するため,障害年金の申請を促すことにした。ただ家族と会う機会のない私が直接家族に申請について話すことは難しく,訪問看護もハードルが高かった。そのため,時期を見て申請の説明などを家族にもしてもらうように保健所の訪問,面談,サポートを受けることを提案することにした。

　のぼるさんには自分で家族に話すように促すとともに,主治医にも相談し,主治医から家族へ提案してもらった。またPSWにも保健所への相談方法や障害年金について相談ができるようにした。のぼるさんはなんとか保健所へ連絡し,訪問を受けることができた。その後,家族も障害年金や精神障害者保健福祉手帳の申請を行う決心ができた。その結果,金銭的に少しゆとりができるようになった。私は保健所との関係性を見ながら,訪問看護にもつながるように主治医に提案し,訪問看護も利用するようになった。のぼるさんは大きく変化しているわけではない

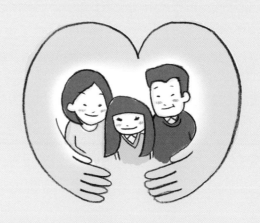

が，少しずつ，人とのつながりに広がりが出てくるようになっている。

家族の「今後の生活」にも目を向けること

　2つの事例から，患者が思春期年齢から成人になるまでの過程で，家族が患者の病気や状況を適切に理解できているか，また適切に社会資源に関する情報を入手できるか，もしくはその情報を教えてくれる支援者がいるかどうかで，成人になってからの子どもの生活や病状に大きく影響することを実感した。

　私はこれまで児童・思春期の患者とその家族を支援する際には，常にそのときの患者や家族の状況をアセスメントし，「必要な看護ケアとは何か」を考えてきた。一方で，その患者や家族の「今後の生活」にも目を向けるようにしてきた。しかし，その「今後の生活」のイメージは数か月程度のもので，成人を迎えるときまでは意識できていないことが多かったように思う。つまり，小中学生なら新年度を迎えるにあたって，学校をどうしていくか，地域校にするのか，支援学校にするのか，地域校であれば，支援学級を利用するのか，普通級のみでいくのか，といった範囲である。しかし「18歳で成人の福祉サービスへ切り替わり，成人を迎える」といった射程をとらえた支援までは意識していなかったように思う。あらためて，思春期年齢にある患者の家族に対する病気への理解や意識のアセスメントに加えて，成人にいたるまでの過程を意識した支援の重要性を感じている。

　さらにいえば，家族支援は直接的なものだけではない，ということも感じている。のぼるさんの事例についていえば，のぼるさんに働きかけるだけでなく，主治医やのぼるさんと相談しながらのぼるさんをサポートしてくれる社会資源をコーディネートし，本人だけではなく，家族への支援も行われるようにした。間接的にも家族支援は行えるのである。これからも，直接的・間接的に，患者だけでなく，家族への支援を行っていきたい。

④アタッチメント対象になる準備をする

□ 子どもを見守る
□ 楽しい雰囲気をつくる
□ 子どもと一緒に遊ぶ
□ そばに付き添う

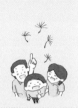

　担当看護師として，自分が担当している子どもとの関係性を深めていくこととは別に，担当以外の子どもとの関係性を深めていくことも重要である。子どものアタッチメントの対象が拡大したとき，自分が新たなアタッチメント対象になるための準備が必要なのである。看護師は，入院している子ども1人1人と向き合い，かかわる時間をもつようにしている。具体的には，子どもを見守る，楽しい雰囲気をつくる，子どもと一緒に遊ぶ，そばに付き添うといったケアを提供していた。

子どもを見守る

　担当看護師だけでなく，病棟のスタッフ全員が，子どもを見守っているということを子どもに伝えたいと考えている看護師は多い。ある看護師は，ナースステーションで仕事をしているときでも，子どもを見守っているという姿勢を示す意味を以下のように語った。

　ナースステーションのなかで，イスに座ってるときでも，歩いてるときでも，外のほうになるべく気を向けているので，（ナースステーションの）前を子どもがとおって，なかをチラッと見たら，目がすぐ合うように，パッと顔を上げてね。ここ（ナースステーション）に来たら，1人じゃない，見てくれているという安心感，気を配っているという感覚を与えられたらなと感じています。誰かが見てくれているという感覚をお子さんたちが感じられるように。

楽しい雰囲気をつくる

　児童・思春期精神科看護では，療育活動やレクリエーション活動も看護師が主導で行うことがある。一方，成人の精神科では，作業療法士などが中心的役割を担うことが多い。療育活動やレクリエーション活動をとおしてのかかわりも，子どものアタッチメントの対象が拡大したとき，自分が新たにアタッチメント対象になるための準備といえる。看護師とかかわるときに，子どもがリラックスできるように，楽しい雰囲気づくりを意識していることが語られた。

　お家でのいままでのことを聞いて情報収集っぽくなってしまうときもあるんですけど，それ以外に，「将来どういうふうになりたい？」だったり，子どもが構えずに普通に話せるように好きなもののことだったりを聞くようにして，それが別に直接看護に必要な情報と思って聞いてるわけではなくて，雑談をするようにしたりしています。

子どもと一緒に遊ぶ

　児童・思春期精神科看護では，遊びをとおして子どもとの関係性を深める場合が多い。多くの看護師が，子どもと一緒に考えて，一緒に遊ぶことの重要性を指摘した。病棟での療育活動やレクリエーションを実施する際も，看護師は子どもと一緒に考え，一緒に遊び，一緒に楽しんでいるということが語られた。

　患者さんと一緒に「何したい？　これしたい？」という感じで（活動の内容を）決めて，この前ですとキックベースボールをしたいということなので，グラウンドのほうへ行って，患者さんだけがするんじゃなくて，職員も交じってやりました。最初に「何をしたい？」「運動は何をしたいですか？」と聞いたら，キックベースボールという意見が多くてすぐに決まったんですが，いつも子どもと一緒に考えるんです。

そばに付き添う

　就寝時に軽くマッサージをするなど，子どもの不安を和らげるために，ただそばに付き添うことも有効である。

> 　20時以降にベッドについて，ホームシックで泣かれたりすることもあるので，１日あった出来事をマッサージしながら，「これはどうだった？」って話したりします。

> 　家にいたら一緒に誰かが添い寝をしたり，一緒の部屋で寝たりしているお子さんが，まだ小学生だったらけっこう多いですよね。一緒にちょっといて何かをして，ちょっと安心をさせて寝かせてあげることが多いのだと思うんです。大人はね，そんな必要もないですし，大人の精神科では不安があったらそのときに話を聞いて，それから「まあ寝ましょうか」って部屋に連れて行くっていうぐらいで，ベッドサイドで１人ずつに話を５分以上聞くことはしてないですね。

保育士の立場から

―遊びを通じた子どものこころの支援

城定佳子（東京都立小児総合医療センター）

　保育士と聞くと，多くの人は「『保育所』で働いている」というイメージをもたれるかもしれない。しかし，医療現場において遊びを通じて，疾病や障害などをもった子どもの支援，家族・きょうだいの支援にかかわっている保育士もいる。

　筆者が勤務している東京都立小児総合医療センター（以下，当センター）は，「からだ」と「こころ」を総合した医療を行っている。保育士は子ども家族支援部門に所属し，「からだ」と「こころ」の部門で医師を中心とした多職種サポートチームの臨床的専門職の一員として，子どもの支援に従事している。「こころ」の保育士は，当センターの前身である旧梅ヶ丘病院時代から，外来・入院中，退院準備・退院後の子どもと家族，そして地域と連携をはかり，保育所保育指針を基本に，行動療法，感覚統合療法，ソーシャルスキルトレーニング（SST），自閉症スペクトラム障害の子どもを対象としたプログラムであるTEACCH（Treatment and Education of Autistic and Related Communication Handicapped Children）などの理論を学び，支援を行ってきた。

　筆者は保育士の視点から，児童・思春期精神科学童病棟の医療チームの一員として，多職種と連携し医師の治療方針にもとづき，入院生活（治療）の場で，子どもの不安やストレスの軽減をはかり，関係性や信頼関係の構築を通じて，子どもの入院から退院に向けた支援を行っている。具体的には，子どもの症状，発達段階，特性，家族背景，地域の状況などを把握し，環境調整，個別指導や日課，余暇活動で遊びを通じて，個々の発達段階や社会性などを観察・評価し，退院後の生活で具体的に活用できるように生活習慣の援助を，計画性をもって進めている。

入院中の子どもの様子や具体的な援助・支援の方法を，担当看護師と連携し退院後の生活で活かせるように，関係者会議や訪問看護で家族や地域に伝えている。また，レクリエーション活動を通じて，入院中という非日常の生活に日常を取り入れられるように，季節行事を子どもたちと一緒に計画し，楽しみ，達成感をもってもらうようにすることも保育士の役割である。

保育士は，「身体や社会性の発達を促す」という視点で，個々の発達段階に合った遊びを個別・日課活動のなかで提供し，それを観察・評価する。たとえばボードゲームでは，ゲームのルールの理解だけでなく，数の概念，勝敗の受け入れ，順番を守るなど，社会性を学ぶという観点から発達の支援を行っている。そこでは，子どもの興味関心，「楽しい」「できる」などの達成感や自己肯定感につながる遊びを提供することを心がけている。また，「できない」ということに関しても，「自立」に向けて子どもの視点に立ち，援助があれば「できる」に変わっていくように，その不安や困難さに気づき，それに代弁し，援助・支援していくことも，保育士のかかわりにおける重要な観点である。

当センターでは，看護師や保育士など専門性の違う多職種が，お互いの視点から子どもの退院に向け支援を行っている。看護師は，常に子どものそばにいることは難しく，日課には参加できるが，余暇時間は保育士が子どもと過ごす。しかし，その余暇時間は，子どもの行動問題を通じて，行った支援が般化できているのかが観察・評価でき，今後の支援の手がかりが見えてくる時間であると，余暇時間に子どもと過ごしてきた保育士として感じる。

遊びは子どものコミュニケーションツールでもあり，不安の表出・軽減，信頼関係を築く力，ストレスを発散する力を助ける。また，支援者にとっては遊びを通じて発達段階の観察・支援を行うことができる。「遊びは子どもの入院生活には不可欠な活動である」という視点を共有し，専門職がお互いに連携・協働することが，子どものこころを育む医療に結びつくのではないだろうか。それにはまず，お互いの職種が日々のケアのなかで，声をかけ合い，たわいのないことでも話し，相談できる関係性が大切であると，これまで看護師と連携しチームで子どものこころを支援してきた保育士として実感している。

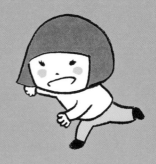

多職種で連携する

　本書では，子どものこころを育むという看護の技を熟練看護師の言葉を用いて描き出してきた。児童・思春期精神科病棟に入院している子どもとその家族にとって，看護師が極めて重要で中心的な役割を担っていることは明白である。しかし，子どものこころを育むケアは，看護師だけで行うものではない。ほかの専門職種と連携することなしに，児童・思春期精神科看護は成り立たない。

　そこで，第3部では，さまざまな専門職へのインタビュー調査をもとに，児童・思春期精神科病棟での入院治療における院内での多職種連携の機能とその関連要因を見ていくことにしたい。

院内多職種連携の構造

　医師，臨床心理士，作業療法士，保育士，生活指導員それぞれ1名ずつと2名の看護師がインタビュー調査に協力してくれた。どの職種も，自分の役割を見出し，強みを発揮して子ども1人1人に向き合うことの大切さを語った。医者にできることは限られていると話した精神科医は，看護に対してエールを送ってくれた。

　児童・思春期精神科領域で，医者のできることは限られていると思うのです。医者のやることは，そんなにないと思いますよ。だから，医者にとってみたら，いままでのアイデンティティみたいなものが完全に崩れる職場だと思いますね。別に崩れてもいいと思うし，そこからもう1回つくっていかないとやれない職場じゃないかと思っていました。看護師さんも同じようなたいへんさがあるかもしれませんね。結局，看護師さんだからというよりも，大人として子どもの育ちにどうかかわるかということをいちばん考えてもらいたい。そのなかで，看護師さんの特殊性を自分たちで探してもらったり，つくっていってもらったりしたらいいんじゃないかという気がします。(医師)

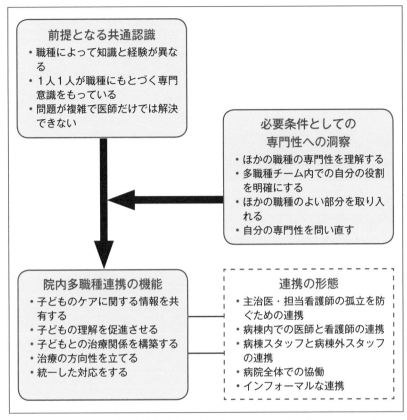

図1　児童・思春期精神科病棟での入院治療における院内多職種連携の構造

　児童・思春期精神科病棟での入院治療における院内多職種連携の構造
は，**図1**のとおりである。「子どものケアに関する情報を共有する」など5
つの機能と，「主治医・担当看護師の孤立を防ぐための連携」など，5つの
形態を有している。多職種連携が機能するためには，前提となる共通認識
と必要条件としての専門性への洞察をそれぞれの職種が備えていなければ
ならない。

院内多職種連携の機能と形態

　多職種連携には，5つの機能がある。まず，多職種で子どものケアに関する情報を共有することは，さまざまな側面から子どもを見ることができるため，子どもの理解を促進させる。臨床心理士の語りからは，治療者との守秘義務が重視される心理療法の場であっても，ほかのスタッフと情報を共有しておくことの重要性が強く意識されていることがわかる。

　子どもには，「ここであなたとお話したことは，私しか知らないし，ほかの職員さんに漏れることはない。でも，本当に危険なことや命にかかわることだけは，ほかの職員さんにも伝える。ほかの職員さんに伝えたほうがいいと思ったことは，事前にあなたにそのことを相談します」と，心理療法を始めるいちばんはじめに，約束させてもらうんです。(臨床心理士)

　1人だと偏ったところしか見えないので，その子がまるごと見えるように，なるべくいろいろな方向から，みんなが共通理解していけばいい。子どもを理解するのに，いろいろな人の，違う背景から見ている人の意見をあえて聞くことで全体が見えてくる。(看護師)

　そして，複数の職種がそれぞれの立ち位置を考え，協力しながら子どもとかかわることで，治療者と子どもとの間に良好な治療的関係が構築される。

　複数担当制のなかでいろいろなタイプの人や職種の人からアドバイスを受けながら，自分の現在の治療の立ち位置はどこか，入りすぎていないか，適切な距離なのかをチームとして共有しておく必要がある。特に，虐待を受けてきたような子どもは，自分のことを受け入れてくれる人かどうかを必ず確認しないと関係性が安定できないところがある。子どもが確認しているときに，人によって対応が変わってくる，治療的な役割が人によって変わってきてしまうと，この人はこうやってくれたのにほかの人は違うっていうことになってしまう。そして，その安定した関係性を広げていこうと思うときには，極力対応のポイントを統一してい

かないといけない。(医師)

　多職種でともに治療の方向性を立て，統一した対応をすることは，子どもとその家族の課題を解決に導くためには不可欠である。

　　どのような治療が必要かについては，月1回のケースカンファレンスをとおして，看護やほかのメディカルスタッフが一緒になってその子の現状を評価・査定し，次のプランを立てていくということをくり返していきます。それぞれの専門性はあるけれども，それぞれが違ったことをやっているわけではなくて，同じ方向を向いて，それぞれの専門の職員たちがやっているのです。(保育士)

　　実際に暴力・暴言があった場合に，どうしたらよかったかを，暴力・暴言が起こったのが朝なら午後のカンファレンスで，昼にあった場合は夜に話しあいをするという感じで，必ずそのときに職員で共有するようにはしていますね。それで，わからないことは，「これこうだよ」という感じで話しあって（対応を）統一しています。(看護師)

　次に実際の連携の形態としては，「主治医・担当看護師の孤立を防ぐための連携」「病棟内での医師と看護師の連携」「病棟スタッフと病棟外スタッフの連携」「病院全体での協働」「インフォーマルな連携」の5つがある。個人レベルの連携とは，院内のすべてのスタッフが，日ごろからお互いに「なんでも話せる」良好な関係性を築いておくことを意味する。

　　看護師さんとある程度，仲よくならなきゃいけない。ツーツーでしゃべりながら聞ける関係をつくるというのが，すごく大事です。看護の方が，「どう解釈してどう（子どもに）してあげたらいいかわからない」という困り感があったら，「どうなの？」ってそれを簡単に聞いてもらえる関係，どこかをとおさずに個人レベルで聞ける関係が必要です。作業療法士としては，「こんなのやってみてはどうでしょう」と看護師さんに言ったら，看護をとおして，少しでもよりよいものを子どもに提供できるというふうに考えて，動いています。(作業療法士)

前提となる共通認識

　院内で多職種連携が機能する前提として，職種によって知識と経験が異なることを理解したうえで，1人1人が自分の職種にもとづく専門意識を有しているという共通認識がある。

> 　いろいろな考えの方がいますし，みなさんそれこそ多職種になると，知識だったりとか，立場だったりとか，いままでされてきたことだとか，そういうので全然土台が違う。(臨床心理士)

　それでは，実際のインタビュー調査でそれぞれの職種が自分たちの専門性をどのように語っていたかを見てみたい。

> 　保育士は，障害の前に1人の子どもであるという見方をもちやすいという気がしますね。病気じゃない部分を，より十分に把握しようとするところが保育士の専門性になってくると思います。(保育士)

> 　福祉系の職種は，これはあなたの仕事でも，いま私ができるから私がすればいいというような，あいまいなところがいっぱい出てくるわけです。(生活指導員)

> 　治療を行っていくなかで，方向性を見定めていったり，いま必要なことや治療全体の方向性をある程度マネジメントしていくのが，われわれの仕事じゃないかな。結局，最後に医師に残ったアイデンティティは薬物療法だけにしか，たぶんならないと思うので，それ以外のところは，みなさんのほうが上手にやってくれる。近くで子どもを見てる人のほうがよっぽどうまく対応されたり，ケースワーカーのほうがよっぽどその地域の使い方がうまかったりするわけですよね。だから，われわれに残っている特殊性って，きっと薬物療法だけになってしまっていいのだろうな。ただ，ケースに責任をもってマネジメントしていく立場ではある。ほかには，入院から外来に移っていった後は，治療に参画できるメンバーは減るので，その分を自分がサポートできるスキルはもっておかないといけないですよね。(医師)

看護は，24時間日常生活をみるので，子どもの生活の中心的な役割です。な
ぜかというと，心理士は8時間しかいないし，ケースワーカーも8時間しかいな
いし，栄養士もそのときしかいない。24時間をみれるのは看護だと思うのです。
（略）子どもたちが入院してくる理由は，病気もあるでしょうけど，病気によって
日常生活ができなくなったり，親との関係がうまくいかなくなったりしたことで
すから，そこが整えば多少の病気や症状があっても生活できると思っています。
たとえば，10回確認しなきゃいけない強迫症状の子どもがいたとして，お母さん
に「何回までだったらつきあえますか」って聞いて，「2回だったらつきあう」っ
て答えたのなら，確認行為が2回で済むように生活を整えてあげたらいいわけで
しょう。強迫症状を全部とらなくてもいいんです。生活を整えるためには，いろ
いろな職種の力を借りるわけですけど，中心は看護だと思っています。（看護師）

作業療法でもいろいろ専門の学問領域があるのですが，たとえば感覚統合とい
うのは，人の行動は何か意味があると考えて，人の行動を解釈して，対応を考え
ます。そうすると，問題となる行動が改善することが多いので，行動の解釈とそ
れにもとづく対応をほかの職種にも説明しています。（略）個としての言動の理解
というのがベースにありながら，集団をつくっていくのも作業療法士のお仕事だ
と思ってください。（作業療法士）

また，どの職種の人も，児童・思春期精神科は，問題が複雑で医師だけ
では解決できない，多職種で協力し合わないといけないと考えていた。

児童精神科領域は精神科のなかでもかなり特殊で，求められることもたくさん
ある。家族からも地域からもいろいろな形でニーズが出てくるから，すごくしん
どい職場なんですよね。スタッフに医者が支えてもらってるところがすごくたく
さんあるかと思うんです。（医師）

専門性への洞察

多職種連携が有効に機能するためには，ほかの職種の専門性を理解し，

多職種チーム内での自分の役割を明確にしたうえで，ほかの職種のよい部分をとり入れていく必要がある。

> 一緒に協働していくほかの職種の専門性を，わかっていないとできない。なんでも屋さんではないので，専門性というのはあると思うのです。ここで働く職種の仕事の内容や動き方を理解するために，多職種ミーティングを毎日やっています。「心理は心理じゃないとわからないでしょう」「看護は看護にしかわからないのよ」というようになってはだめ。多職種ミーティングによって，お互いがお互いの力を共有できるんです。(看護師)

> チームとしてうまく活動していくためには，役割というものがあると思うんです。自分の役割は明確にしていかなくてはいけません。(看護師)

> 看護としての専門性をきちんと高めてもちつつも，相手の専門性を理解しよう，そこから学ぼうという姿勢をもって，一緒にいろいろなことを学ぶことが大切です。(看護師)

自分と相手の専門性への理解や役割の明確化に加えて，自分の専門性を問い直すといった専門性への洞察も必要である。これまでの看護と同じことをしているだけでは，だめなのだと気づく。そして，私たち看護師には何ができるのだろうか，看護師はどのような役割を担うべきなのだろうか，子どものために自分のできることを考えるなかで，看護師としての自分を見失いそうになる人は少なくない。児童・思春期精神科看護は，看護師としてのアイデンティティを正面から突きつけられる職場でもある。インタビューに協力してくれた医師と作業療法士は，児童・思春期精神科で長く看護師と仕事をしてきた経験を振り返って，同じようなアドバイスをしてくれた。彼ら自身も，自分たちの専門性やアイデンティティを問い直すという作業を経験しているからこそのアドバイスである。

> 看護師って何ができるのか，看護がすべきことは何かをよく考えてほしい。そのなかで，看護師の特殊性を自分たちで探して，つくっていったらいいのではな

いでしょうか。もともとの看護のアイデンティティが邪魔していることがあるような気がしてならないんです。そこに固執する必要はないのです。(医師)

　自分の看護のアイデンティティにあまりこだわりすぎないというのも，大事だということなんですね。私たち作業療法士の一般的な仕事の流れとしては，医師から処方が出されて始まるんですよね。でも，ここ（児童・思春期精神科）では，「ここが課題だ」「食事がうまく食べられるように，偏食があるからどうしようか」という話をして，「こんなのやっていいですか」と医師に提案していくようなことが，自分たちの役割かな。自分で探して，「ここはどうだろう」「こうだろう」と言いながら，そのときの病棟の子どもたちのニーズを見て，自分で仕事をつくっていくというのが役割かもしれないですね。(作業療法士)

　児童・思春期精神科看護は，看護だけでは完結しないということを忘れてはいけない。また，連携することは，単に複数の職種が子どもの支援に関与するということだけではない。もちろん，定期的なカンファレンスなどの情報共有や連携するための場や機会を充実させることは重要だ。しかし，それ以上に，子どもの支援にかかわるすべての人の専門性や役割に対する深い理解と関心を基盤に，常にそれを問い直す真摯な姿勢をもつことが求められる。個人が自らの専門性への洞察を深められるように，互いに支え合うことができれば，多職種連携は有効に機能し，子どもとその家族のニーズを満たすことに還元されていくであろう。

多職種連携の海外事例

　多職種連携の点では，日本の先をいく海外の状況から学ぶことが多い。そこで，私が視察に訪れたイギリスの児童・思春期精神科看護を例にあげたい。私は，2014（平成26）年9月にイギリス（UK, United Kingdom）のバーミンガム市にある Birmingham Children's Hospital NHS（National Health Service，国民保健サービス）の CAMHS（Child and Adolescent Mental Health Services，青少年精神健康サービス）を視察した。バーミンガムは，ロンドンとリバプールを結ぶ線の中間点に位置し，古くから交

通の要所として栄え，産業革命後は工業都市として発展したイギリス第2の都市である。

　CAMHSは，児童期から青年期（主に15歳まで）のメンタルヘルスについてのサービスを多職種で提供している組織である。CAMHSは，危機介入チーム，通所ケアチーム，訪問ケアチーム，初診対応チームなど多職種チームが連携してケアを行っている。日本と比べて大きく異なっている点は，入院による危機介入と地域ケアがシームレスになされていること，治療の意思決定がMDT（Multi-Disciplinary Team，多職種チーム）で行われていること，処方権をもつ看護師が精神科医と協働して薬物療法を実施していることである。

　日本よりずいぶんと進んでいるように見えるイギリスの精神保健は，ここ50年で大きく変化したのだと，精神科医は語った。

　UKでは，約50年くらい前までは，医師が威厳をもっていて，ほとんどの場合，患者さんのために医師が物事を決めるという状態でしたが，ここ50〜60年でその文化はさま変わりしました。この変化が起きたのは，やはり教育体制だと思います。私が医師になるための教育を受けたのは，もう15〜20年前のことですが，医師だけではなく，看護師も同じです。（医師）

　MDTでの意思決定をCAMHSで働く専門職の人たちはたいへん重視していた。

　ケース会議には，患者さん本人や，家族も参加します。はじめの30分は，職員のみで話しあいがもたれることが多いです。それは，「誰かが，○○をしていない」など，直接患者さんが聞かなくてもよいようなことを話しあうことがあるからです。後半の30分は，患者さんと家族を含めて話しあいをします。これはとても大切なことで，退院プランにしろ，どのようなプランを立てるにしても，患者さんとその家族の声を聞くことはとても大切なことですし，彼らにも「大切なことを決める会議に参加した」という満足感が出ます。ご存じだとは思いますが，若者たちは特に自分がプラン作成の一部に加わったほうが，やる気をもってそのプランにしたがいやすい傾向があるのです。自分が参加したプランにしたがうほ

うがよりよい結果につながるというのはあたりまえのことだと思いませんか？自分たちの意見を言い，希望を伝え，それが自分のケアプランに組み込まれているのです。誰かに「これしなさい」「あれしなさい」と言われるのは，それが機能しないだけでなく，人権に触れることでもあります。実際にプランを立てて，患者さんとその家族がそのプランにしたがうことを望んだ場合，彼らがそのプランについてどう思うのか，できそうか，もしできそうもないときはどのようなサポートが必要か，などを話しあっていきます。これは本当に大切なことです。(危機介入チームの精神科医)

何が有効かについてケース会議で話しあいます。これは，担当者1人での決定ではなく，チーム全体で決定 (Multi-Disciplinary Decision) します。担当者は，いまアセスメントした患者さんとその家族の様子，一専門家としてどう思うのか，問題の見解などをチームメンバーに話します。そして，「このようになるべきだと思いますが，どうですか？」「いいですね」「こんなこと考えました？」などの意見交換をします。それぞれの職員の専門的観点，たとえば，ソーシャルワーカーとしての意見，看護師としての意見，心理士としての意見など，ありとあらゆる角度から患者さんとその家族の問題を見つめることができ，よりよい結論を出すことができるのです。(通所ケアチームの看護師)

さらに，多職種チーム間で連携することで，患者の状況に応じて適切なケアをタイムリーに提供できる。バーミンガムのCAMHSでは，訪問ケアチームと集中的地域ケアチームによって地域支援を充実させたことで，病棟での治療と地域ケアの連携がスムーズになった。

訪問ケアチームができる以前は，病棟に危機状態の患者さんたちすべてを入院させ，そのおかげで退院が難しくなってしまった，ということがよくありました。地域支援と，病棟支援では，ものすごいギャップがあり，対応にかなりの違いがありました。その昔は，何か少しでもリスクが高いと判断されると入院が決まりましたが，いまでは，すばらしい集中的地域ケアチームもあるので，入院せずに彼らを支え，安定させ，入院を回避し，もとの地域ケアチームに戻すことが可能になりました。時には，すべてのサービスをありとあらゆる形で駆使して，患者

さんたちを地域で総合的にサポートする体制をとっています。それでも，まだまだ多くの患者さんたちが病棟に入院を必要としていますが，私たちは常に地域ケアチームと連携をとり，なるべく早い段階で地域に戻していく努力をしています。（危機介入チームの看護師）

　CAMHSに勤務している看護師の多くが，自分が今後伸ばしたい専門領域（たとえば処方，セラピーなど）について大学のコースなどで学んでいるそうだ。日本の児童・思春期精神科医療を充実させるためには，看護師が専門性を高め，意思決定に積極的に関与していくことが必要なのではないだろうか。

大人の病棟で子どもを看護する

児童・思春期精神科看護は特殊な世界？

　本書は，「児童・思春期精神科看護の技」について雑誌「精神科看護」に連載した記事をもとにしている。連載を開始した当初から，「児童・思春期病棟での看護に興味をもちました」「子どもを理解するためのポイントがわかりました」など，児童・思春期精神科看護への興味・関心や理解が深まったという感想を多くいただくことができた。同時に，「子どものケアは大変だなと思いました」「うちの病院には，子どもの病棟はないので……」などの声も聞かれた。成人を対象とした精神科病棟に勤務する看護師にとっては，少し違った世界を垣間見たような感覚だったのかもしれない。

　私が，児童・思春期精神科看護の研究を始めた動機は，小児を対象とした精神科病院に新人看護師として配属された20年前の自分自身の体験にあった。子どもたちとのかかわりをとおして，私が体験した特殊な看護を表現したいと強く思ったのだ。ところが，研究を進めるなかで，児童・思春期精神科看護は，決して特殊な世界ではなく，あらゆる分野で活動する看護職が身につけておくべき基本的な看護実践であると確信するようになった。

　なぜなら，児童・思春期精神科看護を学ぶことによって，成育歴を読みとく力，発達段階を適切にアセスメントする力，環境を調整する力が身につくからである。これらは，ケアの対象者を理解し，必要な支援を提供するために欠かせない力だ。成人期以降に精神疾患が発現した場合でも，心理的な苦しみや不調，社会生活上の困難は児童期や思春期からすでに存在していることが少なくない。その人の子ども時代を知ることは，ケア対象者の理解を深めるために重要である。

　先日，ある専門職の方から，長期高年齢化したひきこもり事例への支援について一緒に研究をしないかという誘いをいただいた。私は，不登校やひきこもり状態にある子どもと，その家族への支援についても取り組んで

おり，その方ともこれまでに何度か一緒に仕事をした経験があった。しかし，長期高年齢化したひきこもり事例というのは，40歳以上が対象となるため，「私は，子どものこころのケアが専門で，高年齢化した事例については詳しくありません」とお断りの連絡をした。私の断りに対して，「子ども時代からのひきこもりが長期化するプロセスや，長期化に陥った場合の家族の状態は，子どものこころのケアの領域と通じるところがあります。相談支援を行っている者としての実感です」というお返事をいただき，私はすっかり納得してしまった。児童・思春期精神科看護から学んだ，成育歴を読みとく力，発達段階を適切にアセスメントする力，環境を調整する力が40歳以上の長期高年齢化したひきこもり事例への支援にも活かされることに気づかされた。

　そこでこの章では，児童・思春期精神科看護の領域以外に従事する精神科看護師が，子どものこころのケアを学ぶ意味，特に，成人を対象とした精神科病棟に点在する子どもへの看護実践に対する適応について述べたい。

子どものこころに関する教育機会の不足

　本書の冒頭で述べたように，子どものこころのケアを知ることは，成人を対象とした精神科病棟や身体の治療を行う小児病棟に勤務する看護師はもちろん，訪問看護や外来看護，保健所・児童相談所・養護施設・特別支援学校などで精神的な課題を抱えた子どもに遭遇する専門職にも，日々の実践にとって重要だと考えている。

　しかし，専門学校や大学などの看護師養成課程では，子どものこころのケアはあまりとりあげられていない。看護師養成課程における子どものこころに関する教育について，小児看護学と精神看護学における実施状況を調査した結果，子どものこころの発達，子どもに関する法律などの基礎的知識については約8割の教育機関が授業を実施していた。だが，精神疾患を有する子どもへの看護やその家族への支援といった，臨床現場で必要とされる実践的な内容について授業を行っていた教育機関は，4割を下回る結果であった[1)]。

　子どものこころのケアは，看護師として臨床現場に出て，実践を積みな
がら学んでいかなければならない。そのようなとき，熟練看護師による実
践知の語りは，きっと役に立つだろう。

暴言がとまらないさくらちゃん

　児童・思春期を対象とした専門病棟がないにもかかわらず，子どもの
こころのケアを積極的に学び，成人の病棟に子どもが入院してきたときに
は，その知識と経験を活かしていた看護師が語った事例を紹介したい。な
お，事例は，インタビュー調査の内容をもとに，複数の事例を統合し，1
つの事例として再構成したものである。プライバシー保護のために，登場
する患者や看護師，場面設定などは，文脈を損なわない範囲で改変を行っ
ている。

　さくらちゃんは，10歳の少し大人びた印象の女の子だった。母親は精神
疾患を患っており，さくらちゃんが生まれる前に両親は離婚していた。母
親の精神症状が悪化したため，さくらちゃんは小学校に入学するころに，
児童養護施設で暮らすことになった。さくらちゃんは，衝動性が強く，感
情のコントロールが難しかったため，かんしゃくを起こして物を壊した
り，他児や職員に暴力を振るったりなどの問題行動が顕著で，ADHDの診
断を受けた。児童精神科外来に通院しても，行動面の改善が認められず，
近隣に児童精神科病棟がなかったこともあり，精神科病院の急性期病棟に
入院することになった。

　小児科病棟での看護経験のある女性看護師の竹田さんが，さくらちゃん
を受け持つことになった。入院当初は，ホールで大声を出したり，他患
者に雑誌などを投げつけたりすることも多く，「あのガキをなんとかしろ」
「自室にいても休めない」などの入院患者からの苦情が絶えなかった。竹
田さんは，明らかな暴力には毅然とした対応をとる一方で，イライラの原
因や対処方法について根気強く話しあい，迷惑をかけた患者に対して一緒
に謝りに行った。また，さくらちゃんへの対応に困難を感じる看護師も多
かったため，多職種カンファレンスや勉強会を積極的に行い，問題行動の

背景や対応方法について病棟全体で理解を深めようとした。その結果，さくらちゃんの迷惑行為や暴力は数か月でほとんどなくなった。さくらちゃん自身も，「入院して，成長した。病棟の職員さんに感謝している」と竹田さんに話してくれた。

　しかし，今度は看護師への暴言がひどくなった。「銀歯だらけ」のように，それだけでは暴言かどうか判断しにくいものであっても，言われた看護師を深く傷つけてしまう言葉が多く，看護師の多くがさくらちゃんに対する陰性感情をあらわにするようになった。このころ，さくらちゃんは，「暴力は我慢できるけど，言葉はとめられない」と竹田さんに話していた。一方で，お気に入りの看護師に対しては，執拗に身体接触を求める場面も目立つようになった。

　暴言や不適切なかかわりについては，無視をするという方針をめぐって，看護師間の認識の隔たりも大きかった。何をどこまで暴言とするのか，判断が難しかったことや，無視をするのは心が痛むという意見があったことで，対応が統一されないまま，進級するタイミングでいったん施設に退院することが急きょ決まった。

⬤ チームの大切さ

　子どもの暴言は鋭く急所を突く。それにもかかわらず，子どもの暴言に対する許容範囲は人によって大きく異なる。「ふざけるな！　馬鹿野郎」という言葉の場合でも，成人男性と，男の子では，相手に与える恐怖には大きな差がある。つまり，子ども相手だから大目に見ようという意識が大人には生じるが，どこまで大目に見るのかという線引きは個人差が大きく，一貫した看護を実施することを難しくさせてしまう。さらに，容赦ない言葉に深く傷ついてしまっても，子ども相手の場合だと，看護師は自分の傷つきを同僚に語ることを躊躇しやすい。だからこそ，児童・思春期精神科看護においては，看護師がお互いに助け合いながら，かかわり方を試行錯誤できるためのチームづくりが非常に大切になってくる。

　特に，受け持ち看護師とのアタッチメントをほかのスタッフにも拡大させながら，問題行動の奥にある本質的な問題に踏み込もうとするとき，病

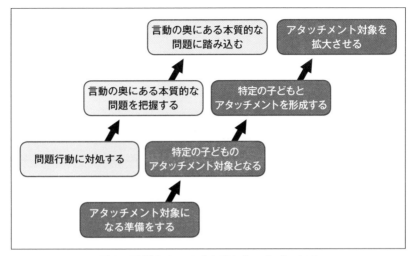

図1　子どものこころを育むケアのプロセス

棟全体がチームとして機能する必要がある。担当看護師だけが勉強熱心だったり，経験が豊富だったりするだけでは不十分なのである。

　竹田さんは，さくらちゃんが母親や施設の職員と安定したアタッチメント関係を構築することができなかったこと，感情コントロールや自己表現の方法を学習する機会に乏しかったことから，病棟生活をとおして安心と安全の感覚を養っていくことが本質的な課題だと考えていた。さくらちゃんへの看護をとおして，病棟スタッフは，成育歴を読みとく力，発達段階を適切にアセスメントする力，環境を調整する力が向上したことは間違いない。

　しかし，看護師との治療的な信頼関係を構築していくプロセスのなかで生じた「暴言」に対して，チームが協力して一貫性のある温かな治療環境を提供することができていたなら，思春期を迎えつつあったさくらちゃんが，自分ではどうすることもできなかったこれまでの生活を引き受け，自分の将来に希望をもち，主体的に人生を歩む助けになり得ただろうと思えてならない。

成人病棟に子どもが入院するたいへんさ

　竹田さんは，成人の病棟に子どもが入院するときのたいへんさについて，以下のように語った。

　　(成人を対象とした精神科病棟には) 大人の患者がいるからこそ，体格や見た目は似ていても，思春期の子どもは大人と同じではないという意識をもつ必要があると思います。
　　大人は，その人なりの考えや価値観をもっているけれど，思春期は，まだ発達の途上で，学んでいる途中だから，看護師が1人の大人として「伝えていく」「教えていく」という意識をもたなければいけないと思うのです。だけど，入院してきた子どもをどういう方向性で育てるかということに関し，職員の考え方を統一させること，一貫性をもってかかわることは難しかったです。やっぱり，子どもの教育は一貫性をもたせないと，子どもは何が正しいのかわからないし，楽なほうに流れていきますからね。だけど，看護師の価値観が，特に子どもに対しては違うので，いくら「こういうふうにしてください」と言っても，かかわり方を統一するのは大変でした。
　　そして，大人 (の患者) だと，その人がこれから社会でどう生きていくかを考えるけれど，子どもの場合は，帰る場所がきちんとあるかどうか，家族がこの子をきちんと育ててくれるかどうかというところまで見なければいけないという点が違います。

　自分の看護観や価値観に踏み込んだ深い洞察を行うことは，容易なことではない。しかし，何が正しい看護なのかという答えを出すことが極めて難しいなかで，看護師として最善を尽くすためには，自己洞察を避けることはできないのではないだろうか。児童・思春期精神科看護に限らず，正解がないなかで試行錯誤するところに，看護の魅力があると私は思っている。

〈引用・参考文献〉
1) 船越明子, 羽田有紀, 角田秋：看護師養成課程における子どもの心に関する
　教育の実態調査. 看護教育, 57 (4), p.282-287, 2016.

［事例］「対話」の場を創造していく
—児童・思春期を対象とした訪問看護経験から

名嘉信義（訪問看護ステーションルーナ）

自閉症スペクトラム障害のよしのぶさんのこと

　よしのぶさんは自閉症スペクトラム障害の診断を受けている。主治医から不定期な内服状況の改善と，家族関係の再構築，そして不登校の3つの課題が示されて精神科訪問看護の導入となった。よしのぶさんは高校1年生，15歳の男性で，母親と小学5年生の弟の3人家族である。母親はPSWとして障害者福祉施設で働いており，父親はよしのぶさんが11歳のときに死去していた。

　よしのぶさんは小学生のころから忘れ物が多く，よく先生に怒られていた。数は少なかったが心許せる友人をもち，いまでも交流がある。中学生になってからは数学や美術，技術などの得意科目以外の学習にはほとんどついていけなかった。よしのぶさんは「先生が何を言っているのかわからない。まわりがうるさすぎて集中できない」と振り返る。結果として学校になじめず不登校になり，児童思春期外来を受診し，自閉症スペクトラム障害と診断された。診断後は放課後等デイサービスを週1回利用していた。そこで共通の趣味（ゲーム）を通じて数人の友人ができ，交友関係を築くことができた。高校に進学後も得意な数学の成績はよかったが，苦手科目との差は大きかった。特に国語は苦手で「設問でなぜでしょうかと言われてもわからない。内容は理解できるけど，登場人物の心情が理解できない」と語る。

訪問看護が始まって

　初回訪問時，母親も同席し，よしのぶさんと訪問看護師と3人で話しあいを行った。同席した母親はよしのぶさんに対する不満やよしのぶさんの

改善点を立て続けに述べた。それに対してよしのぶさんは黙って下を向いたまま聞いている様子であったが、何度か母親の発言に対して「それは違う」と反論した。それに対して母親はさらなる反論を返したが、よしのぶさんは納得していない様子であった。続いて、よしのぶさんと母親の困りごとについてそれぞれ確認した。よしのぶさんの困りごとは、朝起きられなくて学校に行けないことであった。母親の困りごとは、薬を飲まないこと、高校に行かないこと、ゲームを夜遅くまでして朝起きられないこと、よしのぶさんが母親に対して小さな嘘をつくことであった。また母親はよしのぶさんについて「普段は素直でいい子。ただ時々これまでの信頼を一気にゼロにするようなことをする。嘘をついたり、物を壊したり。それに対して頭ではわかっているけど私の感情がどうしようもなくなる」と語った。

初回訪問時のよしのぶさんと母親の様子を見ると、コミュニケーションのズレが生じている印象を受けた。

よしのぶさんの好きなものが見えてくる

週2回の訪問が開始となったが、初回訪問以降、仕事をしていることもあり母親の同席はなかった。よしのぶさんとの訪問場面では、過度な緊張は見られないものの、口数は少なく、スタッフの質問にもやっと答えてくれるという状況であった。また、内服が不定期であること、朝起きられずに学校に行けないことなどの課題を話題にすると下を向き、口数がさらに減った。そこでまずはよしのぶさんとの関係性を構築するために、よしのぶさんの興味があることや好きなことについて話をするようにした。訪問を重ねるとよしのぶさんは絵を描くことが上手であること、カードゲームが好きであることがわかった。また、よしのぶさんはカードゲームを自ら創作し、小学生のときからの友人とそのカードゲームで遊んでいた。カードゲームの話やよしのぶさんが興味のある話題を話すときは口数も多く、話し始めるとスタッフが口を挟むことができないほどであった。

並行して母親への家族支援を行う

　このようによしのぶさん自身の興味・関心事や1週間の出来事に焦点をあてて会話を重ねることで，よしのぶさん自ら語ってくれるようになった。そこで再度よしのぶさんの現在の困りごとについて確認した。よしのぶさんは「お母さんに朝ちゃんと起きて学校に行きなさいと言われることと，薬を飲みなさいと言われることがつらい」と語った。そこでよしのぶさんとともに，なぜ朝起きられずに学校に行けないのか，なぜ薬を飲めないのかということを考えることにした。よしのぶさんは朝起きられないことについて「朝起きられないのは寝る時間が遅いから。寝る時間が遅いのは寝る前にゲームをしてしまうから」，内服薬について「飲んでも変わらないから飲まなくてもよい」と語った。

　そこでよしのぶさんにどちらから考えたいか尋ねると「薬かな。朝起きられないのはすぐには変わらないから」と返答があったため，内服について考えることにした。よしのぶさんに内服している薬の薬効について説明を行うと「飲んでもいいと思う。ただ忘れてしまう。目に見える形だったらまだマシかもしれない」と語った。そこで，内服を目に見える形にするために薬カレンダーの導入と訪問時の内服セットを提案し，よしのぶさんは承諾した。

　薬カレンダー導入後，継続して内服できるようになった。特にメチルフェニデートは薬効を自覚し，「これを飲むと頭がスッキリして作業が進む」

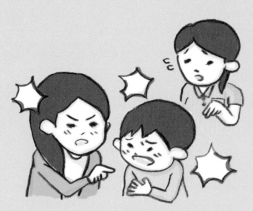

と語った。また，「お母さんが薬のことは言わなくなった」とうれしそうに語った。

　メチルフェニデートの内服が安定してくると日中活動が行えるようになった。そのころ，よしのぶさんは転校を希望し

ていた。転校先として単位制で通信教育も行える高校を自ら探した。その高校への転校を希望した理由はさまざまあったが，その1つは登校する時間が選べるというものであった。スタッフはよしのぶさんが自らの進退について考え，行動できたことをポジティブにフィードバックした。さらに，転校を実現するためにはどのような手順が必要か，ともに考えることにした。そのなかで，転校に向けてすべきことをよしのぶさん本人だけでするには限界があることに，よしのぶさん自ら気づくことができた。よしのぶさんは「自分で決めて自分だけでやろうと思ったけど無理だと思う。お母さんに相談する。でもどう相談していいかわからない。お母さんの前だと言いたいことが言えなくなる」と語った。また母親に対して「お母さんは仕事で僕のような人と接している。お母さんの仕事の話を聞くと，とてもやさしく接している。僕にもやさしく接してほしい」と語った。ここで，初回訪問時にスタッフが感じたよしのぶさんと母親のコミュニケーションのズレが表面化した。スタッフはよしのぶさんに対して，母親への想いを言語化できたことをポジティブにフィードバックし，母親に対して言いたくても言えないことがある想いを傾聴した。また，どのようにしたらその想いを母親に伝えることができるかよしのぶさんとともに考えた。手紙や電話で伝えることもアイディアとして出たが，どれもうまくいかなかった。するとよしのぶさんが，「お母さんと2人で面と向かって話をすると言いたいことが言えなくなるから，（スタッフに）いてほしい」と語った。そこで母親への支援と合わせてよしのぶさんが望む場の設定を検討した。

よしのぶさんが望む話し合いの場を設ける

　母親に対しては，電話での支援を行っていた。訪問開始直後から頻回に母親から連絡が見られた。その内容は，「（よしのぶさんが）起きない。学校に行かない」「（よしのぶさんが）言うことを聞かない。少し怒鳴ったら廊下にうずくまってしまった。どうしたらよいか」「（よしのぶさんが）嘘をついて，夜な夜なゲームをしていた。なんとか言ってください」などであった。スタッフは母親と直接会って話をする機会をうかがっていたが，仕事が忙しいということで電話でのやりとりが続いていた。よしのぶさん

との話しあいを踏まえ，よしのぶさんがスタッフを交えて母親と話がした
いと希望している旨を伝えたが，なかなか都合が合わなかった。そこで，
よしのぶさんの週2回の訪問とは別に，母親への支援として母親が在宅す
る日に合わせて訪問をすることにした。定期的に訪問することは難しかっ
たが，母親と対話する機会をもつことができるようになった。母親への訪
問時には，よしのぶさんに対する不満や困りごと，母親としての苦労など
について傾聴した。母親は「仕事ではちゃんと対応できるけど家族となる
と話が違う。感情的になってしまう。どうやって対応してよいかわからな
くなる」と語った。スタッフは，母親がよしのぶさんに対して感情的にな
ってしまいどのように対応してよいかわからない気持ちを傾聴した。傾聴
しつつ，母親とよしのぶさんとのコミュニケーションを見ていると，母親
が一方的に話をしているように感じること，母親の発言内容に対してよし
のぶさんは母親に否定されているように感じているのではないか，という
ことを母親に伝えた。さらによしのぶさんとポジティブなコミュニケーシ
ョンをとる方法として以下の内容を伝えた。1つは，話す内容を1つにし
て短く話すこと。もう1つは，起こった出来事や現状を非難するのではな
く，今度こうなってほしいなど肯定的な内容を話すこと。そして，母親自
身が感じている感情をきちんと言葉にしてよしのぶさんに伝えること，こ
の3つである。また，母親には母親の人生があり，よしのぶさんにはよし
のぶさんの人生があることを伝え，よしのぶさんの自己決定を支持し，支
える必要性も合わせて伝えた。

　よしのぶさんへの訪問と並行して母親への家族支援を行っていくこと
で，よしのぶさんが望んだ話しあいの場を設けることができた。話しあ
いはよしのぶさんと母親，スタッフ2名の4人で行った。その場で，よし
のぶさんはこれまで言えなかった母親への想いと，転校について考えてい
ることを母親に伝えることができた。母親はよしのぶさんへの想いと合わ
せて，家族がお互い気持ちよく生活することができるように家族全員で決
めた家族のルールを再度よしのぶさんに伝えた。話しあいの後，よしのぶ
さんは「お母さんからはじめて聞く内容もあった。この話しあいの場があ
ってよかった」，母親は「そういう気持ちをはじめて聞いた。意外だった。
すぐにはできないかもしれないけどできるところからやっていこうと思

う」と感想を語った。

　よしのぶさんへの看護を通じて，自閉症スペクトラム障害のある児童思春期の方への訪問看護について，関係性の築き方，家族内のコミュニケーションがスムーズに行われるようにするための支援，子どもが望む生活に向けた支援の3つを学んだ。

　自閉症スペクトラム障害のある児童思春期の方の訪問看護での関係性の築き方の1つは，本人の強みや興味のあることから会話を発展させていくことである。訪問看護では生活している空間にお邪魔する形になる。その生活空間で，本人が大切にしているものや本人の強み，興味のあることに注目し，そのことを会話のきっかけにする。時には，本人とともに遊び，ともに何かをつくることもある。訪問看護という決められた時間のなかでは本人から聞きたいことや解決したい事柄にどうしても気が向いてしまう。しかし，焦りは禁物である。私は本人との関係性があってはじめて看護ができると考えている。特に自閉症スペクトラム障害のある児童思春期の方はそれぞれの好むコミュニケーションの形がある。その本人の望むコミュニケーションの形を理解し，そのコミュニケーションの形にこちらが合わせていくことが大切である。そのためには，時間をかけ，本人の強みや興味を含めて望むコミュニケーションの形を探っていく必要がある。

　2つ目は，生活上での困りごとに着目することである。よしのぶさんの場合は，継続的な内服ができないという課題を先に話題にすると身構えてしまった。そうではなく，まずよしのぶさんの生活上の困りごとである

母親から内服薬を飲まないことを注意されることを話題にし，本人のつらい想いを十分に引き出すことをまず行う必要があった。すなわち，生活上の困りごとに着目し，その困りごとに対して本人の認識

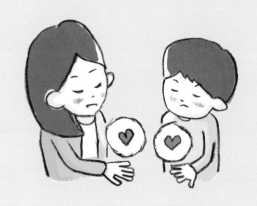

を確認しつつ，訪問看護としてどのようなことができるかをともに考えていくことが課題解決への近道となるのである。これも私が大切にしている1つである。

　次に，自閉症スペクトラム障害のある児童思春期の方の家族間コミュニケーション支援の重要性について述べる。家族内のコミュニケーションがスムーズに行われるように支援するというのは，家族全員それぞれが安心して想いを表出することができる場を設けることである。家族内のコミュニケーションがスムーズに行われていない状況では，コミュニケーションのズレにより，お互いもしくは一方がわかってもらえていないと感じることがある。本人の困りごとが家族との関係であるということ，またその逆で家族の困りごとが本人との関係であるということも少なくない。自閉症スペクトラム障害のある児童思春期の方への訪問看護では特に家族支援が重要であり，家族を支援することが本人への支援につながる。そして家族を支援するためには，家族との関係性を構築していく必要がある。そのきっかけの1つが家族からの困りごとの相談である。家族からの困りごとの相談があったときはチャンスととらえ，ていねいに対応していく。

　最後に，自閉症スペクトラム障害のある児童思春期の方が望む生活に向けて支援を行っていくということは，本人が自己決定していくことを促すということである。児童思春期の方が自己決定していくことは時として難しい。しかし，そのなかで最大限本人の意向がその後の生活に反映されるように支援していくことが必要である。よしのぶさんのように，転校すると自己決定した事柄に対して，本人ができる最大限の範囲はどこか，どこから家族の支援が必要かなど，ともに考えていく。もちろん現実的に難しいことを選択することもある。そのときでも否定するのではなく，本人に合わせて実現の可能性をともに考えていく姿勢が必要である。すべてを本人に任すことは支援者として無責任であり，すべてを家族と支援者で決めてしまうことは本人の自己決定能力の成長を妨げてしまう。未成年であるため，家族の意向や意思を尊重することも求められ，どこまで，本人の意思や想いを尊重することがよいケアになるのか，支援者として迷うことも多い。しかし，大切なことは本人そして家族の希望を確認し，どうなりたいかという想いをお互い十分に引き出し，本人そして家族が納得する形に

なるように対話を続けていくことである。そのような場を創造し，支援していくことが求められている。

　自閉症スペクトラム障害のある児童思春期の方の訪問看護を行う機会は今後増加すると考える。それに合わせて訪問看護スタッフも自閉症スペクトラム障害のある児童思春期の方に対応した訪問看護を実施していくことが求められる。1人1人に合った訪問看護を行っていくためには，本人そして家族との関係性を構築していく必要があり，そのきっかけは生活のなかにある。そのため，訪問看護スタッフは本人そして家族の生活に着目していく必要がある。本人そして家族の生活を考えていくことは，ゆくゆくは本人そして家族が望む生活を考えていくことにつながる。それが，自ずと彼ら自身の課題を解決に導くのである。

作業療法士の観点から
―2つの「みるめ」の相乗効果として

生駒英樹 (三重県立子ども心身発達医療センター)

　ひょんなことから延べ8年間にわたり，看護師を中心とした医療・福祉・教育とさまざまな職種で構成される児童・思春期病棟に勤務している。作業療法士といえば，「40分リハビリ1本勝負」という働き方が多いのだろうが，私の場合，早朝から子どもの朝食の準備をせっせと行い，昼間は一緒に勉強と遊び・運動，夜は夕食を一緒にとり，その後の余暇時間にはテレビを見たりゲームをして過ごし，就床・入眠までともにする生活だ。その毎日の病棟生活のなかで子どもはさまざまな作業活動を行っている。作業療法士は作業活動をとおして子どもの発達と生活を支援する専門職だが，臨床において「子どものこころを育む」ためには，看護師との連携・協力関係がなくてはならないと実感している。

　運動が苦手なことでいじめられ不登校になった小学校4年生のひろくん。親は「そんなことで学校に行けなくなるなんて情けない」と話していた。しかし担当看護師は「小学校で運動ができるのは勉強できることよりも大事なんだよね〜」と，ひろくんの気持ちをくみ取り，「ひろくんががんばっているのだから，大人もがんばんなきゃね。何か運動で自信がもてるようにしてあげてよ」と満面の笑みで私に依頼した。学校ではやっていたドッチボールの練習をひろくんと担当看護師と私で日々練習したことを思い出す。

　この練習で自信をつけたひろくんは「俺，やればできるかも」と言い，学習やほかの運動に積極的に取り組むようになり自信を回復して，最終的には再度登校できるようになった。ほかにもADL，学習面，行動上の問題など，さまざまな困りごとについて看護師とともに悩み，考え，協働した経験は大きな糧となっている。ただ，不器用な中学生女子に関して「ムダ毛処理がうまくできないので教えたって〜」と依頼されたときには，さすがに「おじさん」と

しては困ってしまったが……。

　病棟における作業療法の適応には，必ず普段の子どもの生活，行為，作業状況，そしてなんらかの作業活動（遊び・学習・ADLなど）がうまくいかないことによって生じる，見える行動と見えないこころの"ありよう"や"ゆらぎ"を「みるめ」が必要となる。看護師による，子どもの生活や暮らしを「看る眼」と作業療法士の作業や行動を「観る目」は視点が異なる。異なるからこそ，それぞれの観点からみた知恵を出しあい，相互補完する関係が生まれる。そのため，子どもの治療において，最良のパートナーになり得ると考えている。看護師のケアがあるからこそ，作業療法は相乗効果として治療的価値を生みだすことができるのではないだろうか。

　病棟には親からの虐待，いじめによるひきこもり，発達障害の二次的障害など，さまざまな過酷な状況を体験してきた子どもが入院している。そのこころ模様は苛烈かつ複雑であり，理不尽に無造作に踏み荒らされた印象さえ受ける。看護のケアと作業療法は，そうした他者から傷つけられたり，押しつぶされたり，弱っていたりしている子どもの「こころの土壌」に肥料を入れること（自己肯定感や生きていくための内的エネルギーの修復）であり，また，ゆっくりと鍬を入れる手入れ（育ちの支え）の作業であると思う。その地道な作業こそが豊かな土壌を生みだし，彩りあるこころを育てていくのではないだろうか。ある看護師長は言った。「強くなくてもいいから弱くないこころをもった生き方をしてほしい，つらいことも笑ってごまかせるこころのしなやかさと強さをもってほしい」。

　子どもの「こころ」を育むうえで児童・思春期病棟における看護師の果たす役割は大きく，今後の人生を大きく左右する存在といっても過言ではない。子どもの「こころ」を看つめ，護ることができる専門職として，1人でも多くの方が子どもの「こころ」の看護に携わってくれることを願っている。

おわりに

　本書では子どものこころを育むケアについて，本質的な問題に取り組むことと，治療的な信頼関係を構築することを，熟練看護師の言葉を用いて紹介してきた。児童・思春期精神科に配属されて間もない看護師は，おそらく「問題行動に対処する」という看護をこなすことに，最初のうちは精いっぱいになるであろう。しかし，しばらくすると，それだけでは子どもの本質的な問題の解決にならないと気づく。子どものこころを育むケアは，容易に身につくことではない。また，熟練看護師も，感覚として，経験として培った自分たちの実践を，初学者にどのように伝えればよいかわからないこともある。本書が，そうした子どものこころのケアの臨床現場で働く看護師に，具体的な看護実践のレベルに対するなんらかのヒントを提供することができたのであれば，たいへんうれしい。

★

　インタビューにご協力くださったみなさまは，子どもとの思い出深いケアの場面を，細部にわたってお話くださった。インタビュー調査の旅は，私にとって新しい発見があり，まるで冒険のようであった。毎回，臨床現場の複雑さ，難しさ，そして，楽しさとやりがいをみなさまのお話のなかで感じとっていた。インタビュー調査にご協力くださったみなさまに，深く感謝を申し上げたい。

　これらの調査は，アリマ美乃里さん，郷良淳子さん，田中敦子さん，土田幸子さん，土谷朋子さん，服部希恵さん，宮本有紀さんとの共同研究である。彼女たちがいなければ，実践への示唆に富んだ話をお聞きすることも，調査で得られた語りを児童・思春期精神科看護の技として描き出すこともできなかったに違いない。また，イギリスでの調査は，角田秋さん，原希和子さんのご協力がなければ実現できなかった。特に，イギリス在住で福祉職として勤務した経験のある原さんは，通訳としての役割を超えて，イギリスの医療や福祉の制度をていねいにレクチャーしてくれ，私が帰国した後はインタビューデータの日本語訳まで引き受けてくれた。

　研究がうまく進まないときや自分のやっていることに迷いが生じたと

162

き，梅ヶ丘病院で新人看護師時代をともに過ごした田中洋美さんは，いつも私を勇気づけ，励ましてくれた。

10年にわたって研究活動をともに行ってくださったこれらの方々に，心からの感謝を申し上げたい。

この度，恩師である聖路加国際大学の萱間真美先生から，本書の帯の執筆をいただいた。大学院時代に，萱間先生からグラウンデッド・セオリー・アプローチの手法を教わったことが，私の研究活動の基盤になっている。心からお礼を申し上げたい。

本書の出版にあたって，臨床現場で活躍している看護師やほかの専門職の方々に事例とコラムをご執筆いただいた。これらのおかげで，児童・思春期精神科看護をよりリアルに伝えることができたと思う。

精神看護出版の霜田薫さんは，新型コロナウイルス感染症の流行で慣れない在宅勤務とオンライン授業の準備でなかなか進まない私の原稿チェックを忍耐強く待ってくださった。イラストレーターの佐々木崇典さんは，子どもの生きる力と看護のあたたかさを見事に表現してくださった。お2人のお力がなければ，本書が世に出ることはできなかったであろう。

最後に，私の仕事への思いを理解し，支えてくれた家族にこの場をかりて感謝を述べたい。研究活動で留守にするときは，夫と母が交代で2人の子どもたちの面倒を見てくれた。本書を通じて，母である私が自分たち以外の何に情熱を注いでいたかをわが子に伝えることができるような気がしている。

私たち看護師は，臨床現場での出会いをとおして成長していく。その出会いの意味づけは，看護師の成長に伴って変化していく。本書を読みながら，読者のみなさまが，自分たちの実践に新しい意味を見出してくれるのではないかと私は期待している。

　　自分が独身のとき，結婚したとき，自分が子どもをもったとき，ある程度子どもが成長してきたとき，そういう節目のとき……。自分の生活と照らし合わせながら，自分がこれまでにかかわった子どもを思い出すことがありますね。それで，「私自身がまだそのときは未熟だったんだな，親の気持ちをわかってなかったん

だな」って自分を見つめるときがあります。子どもから言われたことを思い出して，「ああ，そうか。このとき私，自分のペースでやりすぎたな」と気づいたこともありました。

　私が仕事や個人的なかかわりをとおして知り合った児童・思春期精神科の看護師はみんな，未来ある子どものこころのケアを担っていることに，誇りと責任をもって看護を実践していた。たしかにたいへんで難しい領域なのかもしれない。だけど，やりがいも大きいのだと私は確信している。最後に，子どもにとって看護師は，どのような存在でいられるのか，私に1つの答えを示してくれた，ある看護師の言葉を紹介したい。

　いちばん身近な存在，何かなくてもいつでも子どものそばにいける存在っていうところでは，いちばんいいなと思いますね。それが看護か，看護の専門性，特殊性かというとちょっとよくわからないので，いちばん近くにいける存在，時間をかまわず，何もなくてもいけるというのがやっぱりいちばんいいかなと。身近な，いちばん心強い存在になれるのではないかと，いちばん空気みたいな存在がいいなー，と思っています。

　私たち看護師は，子どもを包み込む温かい空気のようなものなのだろう。その空気に包まれて，子どもたちは育っていくのだろう。子どものもっとも近いところにいつでもフワッと流れていける，看護師とはそんな存在でありたいと私は思う。

子どものこころを育むケア
──児童・思春期精神科看護の技

2020 年 8 月 15 日　第 1 版第 1 刷発行

編著者　船越明子
発行者　水野慶三
発行所　株式会社精神看護出版
　　　　〒140-0001　東京都品川区北品川 1-13-10
　　　　ストークビル北品川 5F
　　　　TEL 03-5715-3545　FAX 03-5715-3546
印　刷　山浦印刷株式会社
装丁・本文レイアウト／田中律子　カバーデザイン・イラスト／佐々木崇典

Printed in Japan　ISBN978-4-86294-065-0 C3047　©2020　精神看護出版

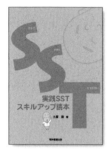
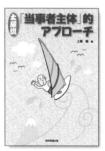
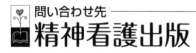

専門的な思考を鍛える

看護のためのフレームワーク
Framework Thinking for Nursing

【著者】武藤教志（宝塚市立病院　精神看護専門看護師）

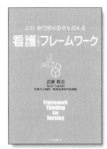

定価（本体価格2,000円＋税）　A5判　288頁　2色刷
ISBN978-4-86294-056-8　2016年1月刊行

難解な理論が図解でわかる！

本書は2012年4月に発刊された『専門的な思考を鍛える 看護のためのフレームワーク』の改訂版です。現在の精神医療で欠かすことができない「認知症に関するフレームワーク」の項目が新たに設けられるなど、【実践編】のフレームワークを20個*追加。【実践編】と【マネジメント編】で、合計111個のフレームワークを一挙掲載しています。

＊今回新しく追加になったフレームワークは……

共感性発達理論／リカバリーの4つの段階／存在を支える3つの柱（村田理論）／臨床倫理の4分割表／認知領域／BPSDの出方による認知症分類／攻撃サイクル／アルコール離脱のプロセス／アルコール依存からの回復過程／認知症の中核症状と周辺症状／認知症の症状ステージ／認知症を介護する家族がたどる心理過程／記憶の認知モデル／悲嘆の4段階モデル／せん妄の発症モデル／アルコール依存に至る過程／患者と医療の関係性の発展／「あいまいな喪失」理論／統合失調症の生涯経過理論的モデル／統合失調症の症状と経過のモデル

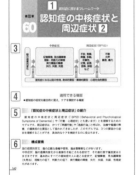

◎ 本書の特徴

本書の第3章では111パターンのフレームワークを、【実践編】と【マネジメント編】に分け、それぞれ22と8のカテゴリに分類しています。あなたが臨床や研究、マネジメントの場面で感じる「困ったな」「わからないな」に適応できるフレームワークが、きっと見つかります。

◎ 主な目次

◎ 掲載例 Example

1 このフレームワークのカテゴリ
2 このフレームワークの名称
　（ここでは「認知症の中核症状と周辺症状」）
3 このフレームワークの構成
4 このフレームワークが適用できる場面
5 このフレームワークの考案者や形成過程
6 このフレームワークの詳しい構成要素
7 このフレームワークを使うとできること

 精神保健医療福祉の専門出版社
精神看護出版

〒140-0001　東京都品川区北品川1-13-10　ストークビル北品川5F
tel:03-5715-3545 ◆ fax: 03-5715-3546
http://www.seishinkango.co.jp/

好評既刊

◉ **精神科訪問看護のいろは**―「よき隣人」から「仲間」へ
横山恵子・藤田茂治・安保寛明 編
A5判 208頁 定価(本体価格2,000円+税)ISBN978-4-86294-064-3 2019年7月刊行

◉ **必携! 精神看護学実習ポケットブック 第2版**
野中浩幸・心光世津子・乾 富士男 編著
B6判変型 320頁 定価(本体価格2,000円+税)ISBN978-4-86294-063-6 2019年4月刊行

◉ **トラウマ・インフォームドケア**
川野雅資 著
A5判 128頁 定価(本体価格1,800円+税)ISBN978-4-86294-062-9 2018年12月刊行

◉ 他科に誇れる精神科看護の専門技術
メンタルステータスイグザミネーション Vol.2
武藤教志 編著
A5判 580頁 定価(本体価格4,000円+税)ISBN978-4-86294-059-9 2018年6月刊行

◉ 他科に誇れる精神科看護の専門技術
メンタルステータスイグザミネーション Vol.1
武藤教志 編著
A5判 400頁 定価(本体価格3,000円+税)ISBN978-4-86294-058-2 2017年12月刊行

◉ **WRAP®を始める! ―精神科看護師とのWRAP®入門**
【WRAP(元気回復行動プラン)編】
増川ねてる・藤田茂治 編著
A5判 296頁 定価(本体価格2,000円+税)ISBN978-4-86294-060-5 2018年6月刊行

◉ **WRAP®を始める! ―精神科看護師とのWRAP®入門**
【リカバリーのキーコンセプトと元気に役立つ道具箱編】
増川ねてる・藤田茂治 編著
A5判 256頁 定価(本体価格2,000円+税)ISBN978-4-86294-057-5 2016年7月刊行

◉ **実習が楽になる! 実習指導者サポートブック**【精神看護学実習版】
渡辺尚子・中村博文 編著
B6判変型 168頁 定価(本体価格1,800円+税)ISBN978-4-86294-054-4 2015年6月刊行

精神保健医療福祉の専門出版社
精神看護出版

〒140-0001 東京都品川区北品川1-13-10 ストークビル北品川5F
tel:03-5715-3545 ◆ fax: 03-5715-3546
http://www.seishinkango.co.jp/